Медична сестра в радіології

повний посібник

Ірина Саченко

Зміст

Вступ: 13

    Передмова: Чому ця книга? 14

    Радіологія: відкриваємо невидимий світ 15

    Як користуватися цією книгою: Посібник для професіоналів-початківців 17

Розділ 1: Занурення у світ радіології 19

    Історія радіології: від рентгенівських променів до МРТ 20

    Медична сестра в радіології: роль, обов'язки та типовий робочий день 22

    Мова радіології: глосарій основних термінів та абревіатур 24

Розділ 2: Безпека понад усе 27

    Принципи радіаційного захисту: чому це важливо? 28

    Заходи безпеки для медичних працівників 29

    Застереження для пацієнтів: Вагітність, діти та особливі випадки 32

Розділ 3: Використане обладнання та технології — 35

- Розуміння різних видів візуалізації: рентген, КТ, МРТ, УЗД тощо. — 36
- Щоденне технічне обслуговування та перевірки: важливість експлуатаційного обладнання — 38
- Останні інновації та технологічне майбутнє радіології — 40

Розділ 4: Підготовка пацієнта та процедури — 43

- Прийом та оцінка пацієнта: Перше враження має значення — 44
- Підготовка до різних обстежень: Що потрібно знати кожній медсестрі — 46
- Управління болем і стресом: людяність за кожним зображенням — 48

Розділ 5: Надзвичайні ситуації та непередбачувані події — 51

- Реагування на алергічні реакції та невідкладні стани — 52
- Управління випадками травматизму та радіологічними аварійними ситуаціями — 54
- Важливість постійного навчання та моделювання надзвичайних ситуацій — 56

Розділ 6: Технологічний прогрес та дослідження — 59

Останні інновації в медичній візуалізації	60
Участь у клінічних дослідженнях: навіщо і як?	62
Майбутнє радіології: плани та прагнення	64

Розділ 7: Радіологічні та екологічні надзвичайні ситуації — 67

Вступ до радіологічних аварійних ситуацій: типи та причини	68
Управління радіологічною аварійною ситуацією: протоколи та заходи безпеки	70
Тематичні дослідження: історичні катастрофи та отримані уроки	72

Розділ 8: Радіопедіатрія: специфіка та виклики — 75

Особливості візуалізації у дітей	76
Спілкування та заспокоєння маленьких пацієнтів та їхніх батьків	77
Конкретні випадки: поширені патології та невідкладні педіатричні стани	79

Розділ 9: Екологія в радіології — 83

Вплив обладнання та витратних матеріалів на навколишнє середовище	84

- Зелені ініціативи в радіології: скорочуємо, переробляємо, відновлюємо — 86

- Тематичні дослідження: Еко-відповідальні радіологічні центри — 88

Розділ 10: Методи позиціонування та іммобілізації — 91

- Мистецтво позиціонування: як отримати найкращий імідж — 92

- Методи та обладнання для іммобілізації — 94

- Особливі випадки: пацієнти похилого віку, пацієнти з інвалідністю або пацієнти з іншими особливими потребами — 96

Розділ 11: Виклики радіології в цифрову епоху — 99

- Телерадіологія: переваги, виклики та етичні наслідки — 100

- Безпека та конфіденційність даних у цифрову епоху — 101

- Майбутні розробки: штучний інтелект та автоматизація — 104

Розділ 12: Ведення пацієнтів з особливими потребами — 107

- Пацієнти з когнітивними або фізичними порушеннями — 108

- Радіологія наприкінці життя та паліативна допомога — 110

    Належна комунікація та підхід, орієнтований на пацієнта — 112

Розділ 13: Адаптація до нічного життя: Робота в ротації та екстреній радіології — 115

    Виклики та переваги позмінної роботи — 116

    Поради щодо управління циркадним ритмом — 117

    Специфіка екстреної радіології — 119

Розділ 14: Важливість радіологічного скринінгу — 123

    Поширені методи скринінгу: мамографія, кісткова денситометрія тощо. — 124

    Комунікація та управління тривогою пацієнта — 126

    Вирішальна роль медичної сестри у спостереженні за пацієнтом — 128

Розділ 15: Планування кар'єри та професійні переходи — 131

    Розвиток кар'єри в радіології — 132

    Міркування для медсестер, які розглядають можливість переходу на інші спеціальності або ролі — 134

    Вихід на пенсію та завершення кар'єри: роздуми та підготовка — 136

Розділ 16: Управління дозою опромінення: безпека та освіта   139

- Важливість мінімізації дози   140
- Методи радіаційного захисту для пацієнтів та професіоналів   142
- Інформування пацієнтів про ризики та переваги опромінення   143

Розділ 17: Догляд за пацієнтами з особливими потребами   147

- Радіологія та пацієнти з розладами аутистичного спектру   148
- Адаптація процедури для пацієнтів, які страждають на тривожні розлади   150
- Техніки ведення пацієнтів з клаустрофобією   152

Розділ 18: Нові технології та майбутнє радіології   155

- Погляд на потенційну еволюцію медичної візуалізації   156
- Вплив штучного інтелекту та робототехніки   157
- Етичні міркування щодо майбутніх інновацій   159

Розділ 19: Професійний розвиток   163

- Йти в ногу з часом: важливість безперервного навчання   164

Спеціалізація та сертифікація в радіології — 166

Самопочуття та управління стресом: піклуємося про себе, щоб піклуватися про інших — 168

Висновок: — 171

Заключні думки: Вплив радіологічної медсестри — 172

Додаткові ресурси: Де дізнатися більше — 173

Подяки Тим, хто робить нашу роботу можливою — 175

« *Радіологія: де ми робимо внутрішні селфі, щоб перевірити, чи все на місці всередині!* »

Вступ

Передмова: Чому ця книга?

Радіологія, цей величезний простір невидимих хвиль, таємничих зображень та інноваційних методів, - це набагато більше, ніж просто низка медичних обстежень. Це вікно, через яке сучасна медицина намагається зрозуміти, діагностувати і, зрештою, вилікувати. В основі цієї галузі, що постійно розвивається, лежать медичні сестри радіології, справжні стовпи цього часто маловідомого медичного світу.

Ця книга народилася з пристрасті та палкого бажання пролити світло на унікальний, але такий корисний шлях цих професіоналів. У час, коли технології розвиваються з шаленою швидкістю, а нові методики та підходи з'являються щодня, дуже важливо мати надійний путівник, який ґрунтується на повсякденній реальності цих медсестер.

Чому саме ця книга? По-перше, тому що вона покликана заповнити прогалину. Хоча медична література рясніє книжками про різні спеціальності, мало хто з них дійсно зупиняється на специфічній ролі та викликах, які стоять перед медичними сестрами радіології. Ця книга - ода їхній відданості, свідчення їхнього професіоналізму і, перш за все, посібник для всіх, хто хоче піти їхніми слідами.

Більше того, це не просто книга теорії. Вона заснована на реальних історіях, реальному досвіді, подоланих труднощах та відсвяткованих перемогах. Вона пропонує відвертий погляд на те, що означає бути радіологічною медсестрою, від перших невпевнених кроків новачка до складних викликів, з якими стикаються ветерани галузі.

Зрештою, на всіх сторінках цієї книги ми прагнемо підбадьорити, надихнути та направити вас. Незалежно від того, чи є ви студентом, новачком або досвідченим професіоналом, вона створена з думкою про вас. Щоб нагадати вам, чому ви обрали цей шлях, показати, як багато ви можете досягти, і гарантувати, що незалежно від того, які виклики чекають на вас попереду, ви ніколи не будете самотніми.

Приємного читання і ласкаво просимо в захоплюючий світ радіології очима тих, хто живе в ньому щодня.

Радіологія: відкриваємо невидимий світ

За стінами лікарень, за лаштунками медицини, лежить вимір, де невидиме стає відчутним, де відкривається невідоме і де магія зустрічається з наукою. Це сфера радіології - дисципліни, яка трансформувала мистецтво діагностики та лікування, дозволивши нам подорожувати всередину людського тіла без найменшого розрізу.

Уявіть собі світ, де ми можемо почути серцебиття дитини ще до її народження, виявити пухлину на ранніх стадіях розвитку або візуалізувати хитросплетіння кровоносних судин, що пронизують наш мозок. Це світ, який міг би легко належати до фантастичної казки, але насправді є повсякденним життям професіоналів радіології.

Хоча колись радіологія вважалася лише допоміжною галуззю медицини, за десятиліття вона стала одним з її наріжних каменів. Завдяки постійному технологічному прогресу вона стала не лише діагностичним, а й терапевтичним інструментом, змінюючи життя мільйонів людей по всьому світу.

Але що робить радіологію такою особливою, такою унікальною? Можливо, це її здатність виявляти невидиме, робити нематеріальне відчутним. У той час як наші природні органи чуття мають свої межі, радіологія виходить за них, пропонуючи нам майже надлюдське бачення нашого власного тіла. Кожне отримане зображення - це наратив, історія про здоров'я, хворобу, зцілення, а іноді й таємницю.

У центрі цього світу - лікарі-радіологи, ці медичні детективи, і медсестри радіології, ці доброзичливі опікуни пацієнтів. Вони є інтерпретаторами цих візуальних наративів, перекладаючи кожну тінь, кожен нюанс, кожен контраст на мову, яку може зрозуміти і використати решта медичного світу.

Але радіологія - це не лише техніка, це ще й мистецтво. Потрібне гостре око, щоб бачити тонкощі, спритна рука, щоб керувати інструментами, і співчутливе серце, щоб підтримувати і заспокоювати пацієнта під час обстеження. Це делікатний танець між машиною та людиною, між технологією та емпатією.

Тож наступного разу, коли ви почуєте слово "радіологія", подумайте про цей дивовижний всесвіт, де невидиме стає видимим, де кожен знімок - це історія, і де наука поєднується з гуманізмом, щоб краще розуміти і лікувати. Радіологія - це не просто медична спеціальність, це вікно у внутрішнє диво життя.

Як користуватися цією книгою: Посібник для професіоналів-початківців

Потрапити у світ радіології з його технічним жаргоном, потужним обладнанням і суворими протоколами може здатися складним завданням. Але не хвилюйтеся, ви тримаєте в руках ідеальний інструмент для впевненої навігації в цьому морі інформації. Ось кілька порад про те, як використовувати цю книгу з максимальною користю та ефективно засвоїти матеріал.

1. Почніть з самого початку.
Хоча це може здатися очевидним, важливо почати з основ. Ознайомтеся з історією радіології, основними поняттями та фундаментальними принципами. Це забезпечить вам міцний фундамент, на якому ви зможете будувати свої знання.

2. Не поспішайте з читанням.
Радіологія - складна дисципліна, і кожна глава цієї книги призначена для заглиблення в певний аспект. Знайдіть час, щоб засвоїти кожен розділ, перечитайте, якщо необхідно, і, перш за все, застосовуйте те, що ви дізнаєтесь, у своєму робочому середовищі.

3. Використовуйте тематичні дослідження.
У книзі ви знайдете реальні приклади, які висвітлюють конкретні ситуації, що трапляються у світі радіології. Ці дослідження - не просто анекдоти, а навчальні інструменти. Проаналізуйте їх, обговоріть з колегами і використовуйте як відправну точку для роздумів і дебатів.

4. Практикуйте самостійне мислення.
Кожен розділ закінчується низкою запитань і роздумів. Не нехтуйте ними. Знайдіть час, щоб відповісти на них, поставити собі запитання, щоб повністю інтегрувати

зміст. Ці моменти особистої рефлексії зміцнять ваше розуміння.

5. Співпрацювати та ділитися.
Радіологія, як і будь-яка медична дисципліна, - це командна робота. Діліться тим, що ви дізнаєтесь, з колегами, задавайте питання, створюйте навчальні групи. Оточення однодумців збагатить ваш навчальний досвід.

6. Повертайтеся до неї частіше.
Ця книга не призначена для того, щоб її прочитали один раз і поставили на полицю. З розвитком вашої кар'єри ви побачите, що деякі розділи стають більш актуальними, а інші потребують перечитування. Тримайте її під рукою і використовуйте як постійний ресурс.

7. Беріть активну участь.
Найкращий спосіб вчитися - це робити. Застосовуйте свої знання на практиці, беріть участь у дослідницьких проектах, відвідуйте конференції та постійно прагніть розширювати свій кругозір.

Ця книга - більше, ніж просто джерело інформації. Це супутник, паперовий наставник, покликаний супроводжувати вас на кожному етапі вашої кар'єри радіолога. Кожна сторінка - це запрошення до відкриттів, кожна глава - крок до професійної досконалості. Тож, дорогі професіонали-початківці, широко розплющте очі, зануртеся в цю скарбницю знань і приготуйтеся висвітлювати невидимий світ радіології.

Розділ 1

ЗАНУРЕННЯ У ВСЕСВІТ РАДІОЛОГІЯ

Історія радіології: Від рентгену до МРТ

Радіологія займає унікальне місце у великій сазі медицини. Це історія інновацій, випадкових відкриттів, сміливих першопрохідців та постійного розвитку нашої здатності бачити за межами поверхні. Від відкриття рентгенівських променів до появи МРТ - вирушайте у захоплюючу подорож у часі.

Спочатку були рентгенівські промені
У 1895 році Вільгельм Конрад Рентген, німецький фізик, зробив відкриття, яке мало революціонізувати світ медицини. Експериментуючи з електронно-променевими трубками, він помітив флуоресцентне світіння, що виходило з екрану, розташованого неподалік. Заінтригований, він продовжив свої дослідження і виявив, що рентгенівські промені здатні проникати крізь матерію і створювати зображення на фотопластині. Найвідомішим зображенням цього періоду є знімок руки його дружини, на якому чітко видно кістки. Так народилася радіологія.

Перша світова війна: поле бою та ґрунт для інновацій
Під час Першої світової війни необхідність швидко знаходити кулі та осколки в тілі солдатів зробила радіологію важливим медичним інструментом. "Маленькі Кюрі", мобільні рентгенівські апарати, були розгорнуті на фронті, що стало вирішальним етапом у визнанні важливості радіології для надання допомоги пацієнтам.

Повоєнні роки: розширення та спеціалізація
У наступні десятиліття використання рентгенівських променів у медицині зростало в геометричній прогресії. Обладнання ставало більш досконалим, дозволяючи отримувати зображення кращої якості. З'явилася

флюороскопія, яка давала змогу отримувати зображення в реальному часі.

Поява томографії
У 1970-х роках комп'ютерна аксіальна томографія (КТ) зробила революцію в радіології. Завдяки використанню комп'ютерів стало можливим отримувати тривимірні зображення тіла з неперевершеною раніше деталізацією.

Ера МРТ
Наступне десятиліття ознаменувалося появою магнітно-резонансної томографії (МРТ). Замість рентгенівських променів МРТ використовує магнітні поля та радіохвилі для отримання детальних зображень, зокрема м'яких тканин. Здатність візуалізувати мозок та інші внутрішні органи з винятковою точністю зробила МРТ безцінним інструментом.

Погляд у майбутнє: інновації та нові горизонти
Сьогодні радіологія продовжує розвиватися із запаморочливою швидкістю. Нові методи, такі як функціональна магнітно-резонансна томографія (ФМРТ) та позитронно-емісійна томографія (ПЕТ), відкривають нові горизонти в розумінні та лікуванні захворювань.

Озираючись назад, траєкторія розвитку радіології справді вражає. Від скромних початків з рентгенівськими променями до сьогоднішніх передових технологій, вона відображає наше невпинне прагнення зрозуміти людський організм, побачити невидиме і надати кращу, ефективнішу медичну допомогу для всіх. Історія радіології є живим свідченням здатності людства до інновацій та виходу за свої межі. І хто знає, що принесе майбутнє?

Медсестра радіології: Роль, обов'язки та типовий робочий день

Радіологічна медсестра часто є прихованою душею відділення, забезпечуючи важливий зв'язок між технологією та пацієнтом. Її місія - це більше, ніж просто надання звичайної медсестринської допомоги. Вона знаходиться в самому серці передового технологічного середовища, і її роль вимагає стільки ж клінічних навичок, скільки і людяності.

Роль медичної сестри в радіології
У світі радіології медсестра є центральною ланкою. Вона готує пацієнта до обстеження, забезпечує його комфорт, іноді розпоряджається контрастними препаратами, стежить за його здоров'ям під час процедури і доглядає за ним після виписки. Вона також виступає посередником між пацієнтом і лікарем-рентгенологом, перекладаючи складну інформацію простими словами, щоб заспокоїти і проінформувати пацієнта.

Основні обов'язки

- **Підготовка пацієнта:** Медсестра збирає анамнез, перевіряє, чи немає у пацієнта протипоказань до обстеження, і пояснює майбутню процедуру.
- **Управління контрастними речовинами:** деякі рентгенівські знімки вимагають використання контрастних речовин. Медсестра перевіряє наявність алергії, іноді готує і вводить ці препарати, а також спостерігає за будь-якими реакціями.
- **Постійний моніторинг:** під час обстеження медсестра стежить за життєво важливими показниками пацієнта і втручається в разі будь-яких відхилень або дискомфорту.

Догляд після обстеження: Після обстеження медсестра переконується, що пацієнт почувається добре, дає поради щодо подальшого догляду, якщо це необхідно, і готує його до від'їзду.

Типовий день медсестри з радіології

8:00 - Прибуття та огляд радіологічного кабінету. Перевірка обладнання та підготовка матеріалів на день.
8:30 - Перший прийом пацієнта. Передопераційна бесіда, підготовка та налаштування до рентгенографії.
9.15 - Введення контрастної речовини для проведення КТ. Спостереження за пацієнтом під час дослідження.
10:00 - Ведення тривожного пацієнта. Обговорення, заспокоєння та формування впевненості перед МРТ-обстеженням.
11:30 - Швидка перерва на обід.
12:00 - Асистування під час інтервенційної процедури, наприклад, біопсії під контролем рентгенівського випромінювання.
13:30 - Післяобстежувальний догляд за кількома пацієнтами.
14:15 - Підвищення кваліфікації: вивчення нової техніки або обладнання разом з командою.
15:00 - Супровід дитини на рентген. Використання відволікаючих технік для полегшення обстеження.
16:30 - Останні пацієнти за день.
17:00 - Прибирання та дезінфекція кабінету. Підготовка до наступного дня.
17:30 - Від'їзд.

Поза цими завданнями, те, що дійсно вирізняє медсестер радіології, - це їхня здатність поєднувати технічні знання з людською компетентністю. Кожен пацієнт унікальний, зі своїми проблемами і потребами, а медсестра покликана зробити його перебування в лікарні максимально приємним. У світі, де машини всюдисущі, людина залишається в центрі всього. І саме в цьому медсестра в радіології справді блищить.

Мова радіології: Глосарій термінів і понять основні скорочення

Радіологія має свій власний жаргон, суміш технічних виразів, медичних термінів та абревіатур. Для радіологічних медсестер оволодіння цією мовою є вкрай важливим. Пропонуємо вам ознайомитися з деякими ключовими термінами та абревіатурами, які використовуються в повсякденній радіологічній роботі.

Ключові терміни :
- **Рентгенографія:** метод медичної візуалізації з використанням рентгенівських променів для візуалізації внутрішньої частини тіла, зокрема кісток.
- **Сканер (або КТ):** комп'ютерна аксіальна томографія. Техніка візуалізації, що створює тривимірні зображення тіла.
- **МРТ:** магнітно-резонансна томографія. Метод, що використовує магнітні поля для отримання детальних зображень м'яких тканин.
- **Рентгеноскопія:** метод, який використовує рентгенівські промені для візуалізації внутрішніх структур у реальному часі.
- **Контрастний препарат:** Речовина, що вводиться пацієнту для покращення видимості певних структур або рідин під час візуалізації.
- **Керована біопсія:** зразок тканини, взятий за допомогою методу візуалізації для точного націлювання на відповідну ділянку.

Поширені скорочення :
- **АР:** Передньо-задній (напрямок, в якому рентгенівські промені проходять через тіло).
- **ПА:** задньо-передня (протилежна до АП).
- **ЛФЛ:** Лівий фланговий захисник (вид збоку, ліва сторона).

RL: Правий бічний (вид збоку, правий бік).
ДВ : Дорсо-вентральна (спина до живота).
VD: Вентро-дорсальний (від живота до спини).
TDM: Tomodensitométrie (французький еквівалент КТ).
FOV: Поле зору в МРТ.
PACS: Система архівування та комунікації зображень.
TE: Час відлуння (параметр МРТ).
TR: час повторення (ще один параметр МРТ).

Важливо зазначити, що наведений вище список не є вичерпним і що радіологія - це галузь, яка постійно розвивається. З появою нових технологій та методик регулярно з'являються нові терміни та абревіатури.

Оволодіння цією лексикою дозволяє медсестрі радіології ефективно спілкуватися з медичною командою, розуміти специфічні вимоги та потреби обстежень, а також чітко пояснювати процедури пацієнтам. Це ключ до впевненої навігації в захоплюючому, але іноді заплутаному світі радіології.

Розділ 2

БЕЗПЕКА ПОНАД УСЕ

Принципи радіаційного захисту: чому це важливо?

У блискучому світі радіології радіаційний захист - це мовчазний вартовий. Він гарантує, що диво бачення наскрізь людського тіла не перетвориться на прокляття для тих, хто працює в цій галузі, або для пацієнтів, які отримують від неї користь. Розуміння важливості радіаційного захисту є життєво важливим для будь-якого фахівця, який працює в цій галузі, особливо для медичних сестер радіології, які часто є першою контактною особою для пацієнтів.

Суть радіаційного захисту:
Радіаційний захист, як випливає з назви, спрямований на захист від шкідливого впливу іонізуючого випромінювання. Хоча це випромінювання корисне для діагностики та певних видів лікування, воно може мати згубний вплив на біологічні тканини.
Чому це важливо:
- **Захист пацієнта:** Неправильне дозування або непотрібне опромінення може збільшити ризик довготривалого пошкодження клітин або раку.
- **Захист персоналу:** медичні працівники наражаються на ризик, оскільки вони регулярно перебувають у безпосередній близькості до джерел радіації. Належний захист і навчання знижують цей ризик.
- **Юридична та етична відповідальність:** Стандарти радіаційного захисту регулюються законами та директивами. Нехтування ними може мати юридичні та етичні наслідки.

Три фундаментальні принципи радіаційного захисту :
- **Обґрунтування:** Будь-яка медична процедура, що передбачає опромінення, має бути обґрунтованою. Це означає, що очікувана користь

для пацієнта повинна переважати потенційні ризики.

Оптимізація: Експозиція повинна бути настільки низькою, наскільки це можливо (принцип ALARA - "As Low As Reasonably Achievable"). Це означає використання якомога меншої кількості випромінювання для отримання необхідного зображення, оптимізацію налаштувань машини та використання захисного обладнання.

Ліміти **доз:** ліміти опромінення встановлені для того, щоб ніхто, ні пацієнт, ні фахівець, не зазнав впливу небезпечних рівнів радіації.

Повсякденна реальність радіаційного захисту:
Радіаційний захист - це не просто питання принципу; це практична реальність у повсякденній роботі радіологічної медсестри. Вона носить свинцевий фартух, щоб захистити себе під час процедур, стоїть за захисними екранами, коли це можливо, носить дозиметр, щоб контролювати своє особисте опромінення, і направляє пацієнтів, щоб переконатися, що вони правильно розміщені і захищені.

Радіаційний захист - це тонкий баланс між медичною необхідністю, захистом і відповідальністю. Він вимагає постійної пильності та безперервного навчання. Але, зрештою, це гарантує, що радіологія, це чарівне вікно в невидиме, залишається благословенням, а не загрозою для людства.

Заходи безпеки для медичних працівників

Незважаючи на численні діагностичні та терапевтичні переваги, радіологія пов'язана з ризиками, притаманними іонізуючому випромінюванню. Тому медичні працівники, які працюють у цій галузі, наражаються на ці небезпеки. Забезпечення їхньої безпеки є абсолютним пріоритетом. Для цього потрібні не лише знання, а й комплекс профілактичних заходів та конкретні дії.

1. Розуміння ризиків:
Перш за все, важливим є глибоке розуміння небезпек, пов'язаних з іонізуючим випромінюванням. Регулярне навчання щодо ризиків, їх наслідків та способів запобігання є важливою відправною точкою.

2. Персональна дозиметрія :
- **Дозиметри:** кожен фахівець оснащений персональним дозиметром, який вимірює кумулятивний вплив радіації. Ці дозиметри регулярно аналізуються, щоб переконатися, що опромінення залишається в допустимих межах.
- **Регулярний моніторинг:** показання дозиметра ретельно відстежуються, і вживаються заходи, якщо людина наближається до граничних меж опромінення.

3. Використання засобів захисту :
- **Свинцеві фартухи:** ці фартухи, які часто надягають під час рентгенівських обстежень, захищають від прямого опромінення.
- **Нашийники для щитовидної залози:** захищають щитовидну залозу, яка особливо чутлива до радіації.
- **Свинцеві окуляри:** Для захисту очей, ще однієї чутливої зони.
- **Захисні екрани:** в оглядових кабінетах часто використовують свинцеві екрани або перегородки для захисту персоналу, який не повинен перебувати в безпосередній близькості до пацієнта.

4. Дистанціювання та позиціонування :
- Під час виконання службових обов'язків тримайтеся якомога далі від джерела

випромінювання, дотримуючись правила зворотного квадрата: подвоєння відстані зменшує опромінення в чотири рази.

Використовуйте методи дистанційної зйомки або автоматизацію, де це можливо.

5. Мінімізація часу експозиції :

Скоротіть час перебування поблизу джерела випромінювання.

Сплануйте процедури, щоб мінімізувати непотрібне опромінення.

6. Оптимізація радіологічного обладнання :

Регулярне технічне обслуговування обладнання для забезпечення його належного робочого стану.

Постійне навчання з використання апаратів, щоб забезпечити мінімально можливу дозу опромінення при збереженні оптимальної якості зображення.

7. Аварійні протоколи :

Мати чіткі протоколи на випадок радіологічних інцидентів або аварій для забезпечення швидкого та ефективного реагування.

8. Безпечне робоче середовище :

Дизайн радіологічних кабінетів для максимального захисту: герметичні стіни, світлові сигнали, що вказують на роботу обладнання, чітко визначені зони для персоналу та пацієнтів.

9. Підвищення обізнаності та комунікація :

Заохочення відкритого діалогу в команді щодо найкращих практик, проблем безпеки та інновацій.

Сприяти формуванню культури безпеки, в якій кожен член колективу відчуває відповідальність за захист інших.

Коротше кажучи, безпека в радіології - це поєднання знань, підготовки, обладнання та культури. Кожен медичний працівник радіології стоїть на сторожі як власної безпеки, так і безпеки своїх колег. Приймаючи і дотримуючись цих заходів, вони гарантують, що радіологія залишається потужним інструментом для догляду за пацієнтами, зберігаючи при цьому власне благополуччя.

Застереження для пацієнтів: Вагітність, діти та особливі випадки

Радіологія в різних її застосуваннях є безцінним діагностичним і терапевтичним інструментом. Однак певні групи населення через свою вразливість потребують особливої уваги. Забезпечення їхньої безпеки та благополуччя вимагає глибокого розуміння та відповідних заходів.

Вагітність:
Вагітність - важливий період, коли вплив іонізуючого випромінювання має бути зведений до мінімуму, оскільки плід особливо чутливий до нього.

- **Інформування:** Перед радіологічним обстеженням необхідно повідомити медичним працівникам про будь-яку можливість вагітності.
- **Оцінка співвідношення користь-ризик:** якщо необхідне обстеження, проводиться ретельна оцінка переваг і потенційних ризиків.
- **Альтернативні методи:** Якщо можливо, розглядаються неіонізуючі методи візуалізації, такі як ультразвук або МРТ.
- **Цільовий захист:** якщо рентгенівське обстеження є необхідним, використовується спеціальний захист для живота, щоб мінімізувати опромінення плоду.

Діти:
Через швидкий ріст і довгу тривалість життя діти піддаються більшому ризику довгострокових наслідків опромінення.

Відповідне дозування: обладнання налаштоване на введення мінімально можливої дози, гарантуючи при цьому якісне зображення.

Обмеження обстежень: Проводяться лише ті обстеження, які є абсолютно необхідними.

Захист і утримання: Використовуються спеціальні засоби захисту, а також м'які методи утримання, щоб дитина не рухалася під час обстеження.

Підтримка: Коли це безпечно, батьки або опікуни можуть бути присутніми, щоб заспокоїти дитину.

Особливі випадки :
Існує багато інших сценаріїв, які вимагають особливих запобіжних заходів.

Пацієнти з імплантованими пристроями: Люди з кардіостимуляторами, інсуліновими насосами або іншими імплантованими електронними пристроями повинні пройти обстеження перед проведенням певних обстежень, зокрема МРТ, через ризик виникнення перешкод.

Алергія: Перед введенням контрастних препаратів необхідно оцінити алергічний анамнез пацієнта.

Порушення функції нирок: деякі контрастні засоби можуть впливати на функцію нирок. Для таких пацієнтів необхідне попереднє обстеження.

Пацієнти з обмеженою рухливістю: використовується адаптоване обладнання та методики для полегшення їхнього перебування під час обстежень.

Суть цих застережних заходів полягає в тому, щоб забезпечити безпеку пацієнта, максимізуючи при цьому діагностичні або терапевтичні переваги радіології. Кожен пацієнт унікальний, і індивідуальний підхід, заснований на ефективній комунікації та глибокому розумінні ризиків, забезпечить найвищу якість лікування.

Розділ 3

ОБЛАДНАННЯ ТА ВИКОРИСТАНІ ТЕХНОЛОГІЇ

Розуміння різних видів візуалізації: рентген, КТ, МРТ, УЗД тощо.

Радіологія охоплює безліч методів візуалізації, кожен з яких має свої особливості, переваги та показання. Для медичних працівників, а особливо для медичних сестер радіології, розуміння цих різних методів є важливим для забезпечення оптимального догляду.

1. Рентген:
    - **Принцип:** рентгенографія використовує рентгенівські промені, форму іонізуючого випромінювання, для отримання двовимірних зображень.
    - **Застосування:** Дуже поширений для візуалізації кісток, легенів, серця та інших органів.
    - **Переваги:** Швидка, легкодоступна і відносно недорога.
    - **Запобіжні заходи: через наявність** радіації необхідний адекватний захист.
2. Комп'ютерна томографія (КТ або сканер) :
    - **Принцип:** сканер також використовує рентгенівські промені, але він робить серію знімків під різними кутами, щоб отримати тривимірні або "зрізи" тіла.
    - **Застосування:** пошук пухлин, кровотеч, ран тощо.
    - **Переваги:** Надає детальні зображення м'яких тканин, кісток і кровоносних судин.
    - **Запобіжні заходи:** Більше опромінення, ніж при стандартній рентгенографії.
3. Магнітно-резонансна томографія (МРТ) :
    - **Принцип:** використовує потужне магнітне поле і радіохвилі для отримання зображень тіла.
    - **Застосування:** досліджує головний і спинний мозок, суглоби та інші м'які тканини.

Переваги: відсутність іонізуючого випромінювання та надзвичайно деталізовані зображення.

Запобіжні заходи: Пацієнти з металевими або електронними пристроями повинні бути оцінені перед обстеженням.

4. Ультразвук:

Принцип: використовує звукові хвилі для створення зображень тіла.

Застосування: Зазвичай використовується для обстеження плоду під час вагітності, а також серця, судин, щитовидної залози тощо.

Переваги: безпечний, неінвазивний, без іонізуючого випромінювання.

Запобіжні заходи: Дуже залежить від кваліфікації оператора.

5. Ядерна медицина:

Принцип: пацієнти отримують невелику кількість радіоактивного матеріалу, який випромінює гамма-промені, що фіксуються спеціальною камерою.

Застосування: оцінка функції органів, виявлення певних форм раку.

Переваги: Дозволяє спостерігати за біологічними функціями.

Запобіжні заходи: вимагає ін'єкції радіонукліду.

6. Ангіографія:

Принцип: метод візуалізації з використанням контрастної речовини для візуалізації кровоносних судин.

Застосування: Для пошуку судинних аномалій, таких як аневризми або обструкції.

Переваги: Чіткі зображення судин.

Запобіжні заходи Застосування рентгенівських променів, необхідність введення катетера.

7. Кісткова денситометрія (DXA):
   - **Принцип:** вимірює мінеральну щільність кісткової тканини для оцінки міцності кісток.
   - **Застосування:** Діагностика остеопорозу.
   - **Переваги:** Швидко і просто.
   - **Запобіжні заходи:** Використовувати низьку дозу рентгенівських променів.

Кожен з цих методів візуалізації має своє місце в діагностичному та терапевтичному ландшафті. Вибір методу буде залежати від стану здоров'я, переваг і недоліків кожного з них, а також конкретних потреб пацієнта. Глибокі знання цих інструментів дозволять медичним працівникам оптимізувати лікування та забезпечити безпеку і комфорт пацієнта.

Щоденне обслуговування та перевірки: важливість робоче обладнання

Радіологія - це медичний світ, де панують технології. Від простих рентгенівських променів до складних магнітно-резонансних томографів - кожен апарат є шедевром інженерної думки, що поєднує фізику, електроніку та комп'ютери для створення зображень людського тіла. Однак, як і все складне обладнання, ці апарати потребують регулярного технічного обслуговування, щоб підтримувати їхню роботу на піку продуктивності. Ось чому щоденне технічне обслуговування та перевірки є вкрай важливими.

Питання безпеки:
Перш за все, це питання безпеки. Несправне рентгенівське обладнання може наражати пацієнтів і персонал на небезпеку через надмірне опромінення, діагностичні помилки через неякісні знімки або фізичні нещасні випадки, пов'язані з механічними несправностями.

Надійна діагностика:
Якість зображення лежить в основі радіології. Погано доглянутий апарат може створювати розмиті, знебарвлені або спотворені зображення, що може призвести до помилкових діагнозів. Регулярне технічне обслуговування гарантує точність і чіткість зображень, які необхідні для постановки правильного діагнозу.

Довговічність обладнання:
Рентгенівські апарати є значною фінансовою інвестицією для медичних закладів. Забезпечення їхнього технічного обслуговування означає гарантування їхньої довговічності та максимізацію рентабельності інвестицій. Більше того, несподівана поломка може мати серйозні наслідки, як у фінансовому плані, так і з точки зору планування та догляду за пацієнтами.

Юридична відповідальність та стандарти:
Радіологічне обладнання підлягає суворим стандартам, встановленим регуляторними органами. Недотримання цих стандартів, навіть ненавмисне, може призвести до суворих юридичних санкцій. Щоденні перевірки та регулярне технічне обслуговування забезпечують відповідність обладнання цим стандартам.

Як гарантувати працездатність обладнання :

Щоденні перевірки: перед початком кожного сеансу важливо провести ряд рутинних тестів, щоб переконатися, що все працює належним чином.

Програми профілактичного обслуговування: На додаток до щоденних перевірок, обладнання повинно проходити регулярні огляди спеціалістами, щоб переконатися, що воно працює належним чином.

Постійне навчання: персонал повинен бути навчений не лише користуватися обладнанням, але й виявляти попереджувальні сигнали, що вказують на потенційну проблему.

Документація: Ведення детального обліку всіх втручань, технічного обслуговування та перевірок має важливе значення для забезпечення простежуваності та дотримання стандартів відповідності.

Щоденне технічне обслуговування та перевірки радіологічного обладнання - це набагато більше, ніж просто "галочка" для галочки. Це обов'язкова умова для забезпечення безпеки пацієнтів, якості лікування, довговічності обладнання та дотримання стандартів. Для радіологічної медсестри мати справний апарат означає мати надійного союзника в щоденній боротьбі за здоров'я пацієнта.

Останні інновації та технологічне майбутнє радіології

З моменту свого зародження з відкриттям рентгенівських променів Вільгельмом Конрадом Рентгеном у 1895 році радіологія ніколи не припиняла розвиватися, спираючись на технологічний прогрес, щоб розширити межі медичної візуалізації. Хоча кожне десятиліття приносить свою частку революцій, останні кілька років були особливо багаті на інновації. Давайте розглянемо останні досягнення і зазирнемо в багатообіцяюче майбутнє радіології.

1. Цифрова радіологія:
Хоча перехід від аналогової до цифрової радіології не є надзвичайно новою інновацією, її широке впровадження змінило спосіб отримання, зберігання та обміну зображеннями. Цифрові зображення мають

кращу якість, їх легше архівувати і ними можна миттєво ділитися по всьому світу.

2. Штучний інтелект (ШІ):

ШІ, безсумнівно, є найбільш значущою технологічною революцією в радіології за останні роки. Він дозволяє:

Аналіз зображень: ШІ може допомогти виявити аномалії на рентгенівських знімках, КТ або МРТ, часто з такою ж або більшою точністю, ніж людина.

Управління робочим процесом: ШІ може оптимізувати графіки, сортувати справи за ступенем терміновості та покращувати ведення пацієнтів.

3. Радіоміка:

Радіоміка має на меті витягти величезну кількість інформації з медичних зображень, що виходить далеко за межі того, що може сприйняти людське око. Ці дані можуть бути використані для кращого розуміння захворювань, прогнозування їх розвитку та персоналізації лікування.

4. Гібридна візуалізація:

Поєднання різних методів візуалізації, таких як ПЕТ-КТ або ПЕТ-МРТ, дозволяє отримати як функціональну, так і анатомічну інформацію. Такий мультимодальний підхід дає більш повне уявлення про патологію.

5. Досягнення в МРТ:

Такі методи, як функціональна МРТ (фМРТ), яка вимірює і мапує активність мозку, і дифузійна МРТ, яка оцінює структуру тканин, відкривають нові горизонти в нейровізуалізації та онкології.

6. Доповнена та віртуальна реальність:

Ці технології пропонують можливість накладання рентгенологічних зображень на реальне поле зору хірурга під час операції, таким чином керуючи хірургічним втручанням з неперевершеною точністю.

Майбутнє технологій :

- **Мініатюризація:** у майбутньому ми побачимо все більш компактні пристрої, які зроблять медичну візуалізацію доступною навіть у віддалених районах.
- **Неінвазивні методи:** метою є зменшення або навіть усунення впливу іонізуючого випромінювання.
- **Взаємозв'язок обладнання:** в епоху "все підключено" радіологічне обладнання може бути інтегроване в більш широкі мережі для поліпшення координації медичної допомоги.

Інновації в радіології - це не лише про технології. Це невпинне прагнення покращити догляд за пацієнтами, розширити межі того, що ми можемо "побачити" і "зрозуміти" про людський організм, а також трансформувати діагностику і лікування захворювань. Для медичних працівників бути в курсі цих подій є необхідною умовою для надання найкращої медичної допомоги.

Розділ 4

ПІДГОТОВКА ПАЦІЄНТА ТА ПРОЦЕДУРИ

Прийом та оцінка пацієнта: Перше враження має значення

Перша зустріч між пацієнтом і медсестрою радіології - це набагато більше, ніж проста формальність. Це важливий етап, який закладає основи довірчих відносин між пацієнтом і медичним працівником. Від теплого привітання до попередньої оцінки має значення кожна деталь. У світі радіології, де пацієнти можуть бути стурбовані вражаючими апаратами та невизначеними діагнозами, перше враження є ще більш важливим.

1. Важливість теплого прийому :
Посмішка, рукостискання, чітке представлення: ці прості жести створюють атмосферу довіри. Пацієнти повинні відчувати, що їх впізнають, поважають і відчувати себе в безпеці з того моменту, як вони потрапляють до радіологічного відділення. Людяність, що ховається за професійною маскою, має важливе значення для того, щоб заспокоїти і заспокоїти пацієнта.

2. Комунікація: ключ до успішного оцінювання :
- **Активне слухання:** медсестра повинна бути уважною до проблем, запитань і почуттів пацієнта. Слухання є цінним інструментом для розуміння очікувань пацієнта та виявлення будь-яких проблем.
- **Відкриті запитання:** Замість того, щоб ставити закриті запитання, які вимагають відповіді "так" або "ні", медсестра повинна заохочувати пацієнта ділитися більше, ставлячи відкриті запитання.

3. Чітке пояснення процедур:
Невідомість часто є джерелом тривоги. Чітко пояснюючи, чого може очікувати пацієнт, медсестра демістифікує процес і зменшує побоювання.

Пояснювальні брошури або відео також можуть бути корисними.

4. Попереднє медичне обстеження:
Перед будь-яким радіологічним обстеженням необхідно провести попереднє обстеження, щоб переконатися, що пацієнт готовий пройти процедуру. Це включає в себе
- **Історія хвороби: необхідно** вказати всі відповідні анамнези, такі як нещодавня операція, алергія або потенційна вагітність.
- **Протипоказання:** Для деяких процедур можуть існувати протипоказання, наприклад, наявність металевих імплантатів для МРТ.

5. Управління тривогою пацієнта:
Не рідко пацієнти відчувають занепокоєння перед радіологічним обстеженням. Кілька стратегій можуть допомогти:
- **Техніки релаксації:** Пацієнтів можна навчити простим технікам дихання або візуалізації, які допоможуть їм розслабитися.
- **Створіть заспокійливу атмосферу:** Приємна зала очікування, тиха музика або розслаблюючі зображення допоможуть розслабити атмосферу.

6. Конфіденційність та гідність:
Повага до конфіденційності є дуже важливою. Медична сестра повинна забезпечити, щоб до медичної інформації ставилися з максимальною обережністю і щоб пацієнт відчував себе комфортно і поваги протягом всієї процедури.

Прийом та оцінка пацієнтів радіології - делікатні моменти, які вимагають витонченості, емпатії та професіоналізму. Перше враження, як кажуть, те, що запам'ятовується. Для радіологічної медсестри це унікальна можливість встановити довірливі стосунки, заспокоїти пацієнта і забезпечити, щоб обстеження пройшло гладко.

Підготовка до різних іспитів: Що потрібно знати кожній медсестрі

Радіологія - це велика і різноманітна галузь, що охоплює безліч обстежень, починаючи від стандартної рентгенографії і закінчуючи сучасними МРТ. Належна підготовка пацієнта має важливе значення для забезпечення не лише безпеки пацієнта, але й якості зображення. Ось що повинна знати кожна медична сестра в радіології, щоб якнайкраще підготувати пацієнтів до різних видів обстежень.

1. Стандартна рентгенографія (рентген) :
   - **Підготовка одягу:** Пацієнт повинен зняти всі прикраси, окуляри або металеві предмети, які можуть заважати зображенню.
   - **Позиціонування:** особливу увагу слід приділити позиціонуванню пацієнта, щоб отримати найкраще зображення.
2. Комп'ютерна томографія (КТ або сканер) :
   - **Голодування:** якщо буде використовуватися контрастна речовина, пацієнту, можливо, доведеться поголодувати кілька годин перед обстеженням.
   - **Алергія: дуже важливо** перевірити, чи немає у пацієнта алергії, особливо на йод, який використовується в деяких контрастних препаратах.
   - **Гідратація:** заохочення пацієнта пити воду може допомогти вивести контрастну речовину після обстеження.
3. Магнітно-резонансна томографія (МРТ) :
   - **Безпека: дуже важливо** переконатися, що у пацієнта немає металевих імплантатів або інших пристроїв, на які може впливати магнітне поле.
   - **Тривога:** МРТ може бути шумною і обмеженою, тому важливо підготувати пацієнтів до процедури і

запропонувати підтримку, якщо вони відчувають тривогу.
4. Ультразвук:
   - **Специфічна підготовка:** залежно від ділянки тіла, яка підлягає обстеженню, пацієнту може знадобитися пити воду або дотримуватися посту.
   - **Відповідний одяг:** бажано носити одяг, який легко знімається або піднімається, щоб полегшити доступ до ділянки, яка підлягає обстеженню.
5. Інтервенційна рентгенографія та ангіографія:
   - **Голодування:** пацієнтам часто доводиться голодувати перед процедурою.
   - **Інформована згода:** Перед будь-яким втручанням необхідно отримати згоду пацієнта після пояснення ризиків та переваг.
6. Мамографія:
   - **Уникайте дезодорантів:** Деякі дезодоранти або пудри можуть впливати на якість зображення. Тому бажано не користуватися ними в день обстеження.
   - **Емоційна підготовка:** для деяких жінок це обстеження може бути незручним і викликати занепокоєння, тому емоційна підтримка та чітка комунікація є дуже важливими.
7. Сцинтиграфія та ПЕТ-сканування:
   - **Медикаментозне лікування:** Певні ліки можуть вплинути на результат обстеження. Тому важливо перевірити список препаратів, які приймає пацієнт.
   - **Піст:** перед цими обстеженнями часто потребен піст.

Належна підготовка пацієнта має важливе значення для забезпечення успіху кожного радіологічного дослідження. Окрім технічних навичок, медсестри з радіології повинні вміти слухати, бути хорошими вчителями і пристосовуватися до конкретних потреб кожного пацієнта і кожного дослідження.

Управління болем і стресом: людяність за кожним зображенням

Радіологія - це не лише технологічний прогрес, це мистецтво, яке поєднує науку та людяність. Пацієнти, які переступають поріг радіологічного відділення, несуть із собою набагато більше, ніж просто фізичні симптоми. Страх, тривога, занепокоєння, іноді навіть біль - це все емоції та відчуття, які необхідно враховувати. Саме тут на допомогу приходить медична сестра, не лише як медичний працівник, але й як емоційна та людська підтримка.

1. Розпізнавання болю :
    - **Об'єктивна оцінка:** Використовуйте шкалу болю, щоб кількісно оцінити рівень болю пацієнта.
    - **Активне слухання:** біль є суб'єктивним, і опис пацієнта має важливе значення для точної оцінки.
2. Немедикаментозні методи :
    - **Відволікання:** запропонуйте пацієнту музику, відео або навіть VR-окуляри, щоб розважити його під час процедури.
    - **Техніки глибокого дихання і релаксації:** прості техніки можуть допомогти зменшити тривогу і біль.
3. Фармакологічний підхід :
    - **Введення анальгетиків:** залежно від рівня болю та анамнезу пацієнта.
    - **Седація:** в окремих випадках для забезпечення комфорту пацієнта може бути розглянута можливість легкої седації.

4. Управління стресом і тривогою :
- **Психологічна підготовка:** чітке пояснення майбутньої процедури часто може розвіяти багато страхів.
- **Заспокійлива присутність:** Проста присутність медсестри, її увага та турботливий дотик можуть значно знизити рівень стресу.

5. Подальше навчання:
- **Йти в ногу з часом: Лікування** болю - це сфера, що постійно розвивається. Медсестри повинні бути в курсі нових методик і підходів.
- **Обмін** досвідом з **колегами: обмін** досвідом та порадами з колегами збагачує ваші практики.

6. Важливість подальших дій :
- **Після процедури:** завжди перевіряйте самопочуття пацієнта. Іноді може знадобитися дебрифінг, особливо якщо пацієнту не сподобалося обстеження.
- **Зворотній зв'язок:** заохочуйте пацієнтів ділитися своїм досвідом, щоб постійно покращувати сервіс.

Хоча радіологія зосереджена на візуалізації, вона, перш за все, повинна залишатися практикою, орієнтованою на пацієнта. Кожне зображення розповідає історію людини, з її страхами, надіями, а іноді і болем. Для радіологічної медсестри розпізнавання і управління цими елементами так само важливо, як і оволодіння технічними аспектами професії. Саме ця алхімія майстерності та співчуття робить професію такою багатою.

Розділ 5

НАДЗВИЧАЙНІ СИТУАЦІЇ ТА НЕПЕРЕДБАЧУВАНІ ПОДІЇ

Реакція на алергічні реакції та невідкладні медичні стани

Радіологія, хоч і є насамперед діагностичною галуззю, не позбавлена ризиків. Можливість алергічної реакції на контрастну речовину, нездужання або інших невідкладних станів вимагає належної підготовки з боку команди, особливо медсестри, яка часто є першою лінією реагування у випадку ускладнення.

1. Розуміння залучених агентів :
   - **Контрастні препарати:** хоч і рідко, але можуть виникати алергічні реакції. Важливо знати ознаки алергічної реакції, як незначні (шкірні висипання, свербіж), так і серйозні (анафілактичний шок).
   - **Інші препарати:** У деяких пацієнтів можуть виникнути неочікувані реакції на інші препарати, що застосовуються в радіології.
2. Передекспертна оцінка :
   - **Анамнез:** Систематично розпитуйте пацієнта про будь-які відомі алергії та реакції на контрастні препарати або лікарські засоби в анамнезі.
   - **Відповідна підготовка:** У деяких випадках можна розглянути можливість премедикації антигістамінними препаратами.
3. Швидке розпізнавання знаків :
   - **Спостереження:** Слідкуйте за ознаками респіраторного дистресу, шкірним висипом, зміною кольору шкіри та будь-якими змінами у свідомості.
   - **Слухайте:** Скарги пацієнта, такі як свербіж або печіння, можуть бути першими ознаками реакції.
4. Протокол втручання :
   - **Попередження:** Негайно повідомте радіолога та медичну бригаду.

Перша допомога: залежно від тяжкості, може варіюватися від прийому антигістамінних препаратів до реанімаційних заходів, таких як введення адреналіну в разі анафілактичного шоку.

Інструменти під рукою: Завжди майте добре обладнаний і легкодоступний візок невідкладної допомоги з медикаментами, реанімаційним обладнанням і дефібрилятором.

5. Після надзвичайної ситуації:

Моніторинг: Після реакції пацієнт повинен перебувати під ретельним наглядом до стабілізації стану.

Документація: всі інциденти повинні бути ретельно задокументовані в медичній картці пацієнта.

Дебрифінг: Зберіть команду разом, щоб обговорити інцидент, оцінити реакцію і з'ясувати, чи є якісь сфери для вдосконалення.

6. Подальше навчання:

Регулярне оновлення: рекомендації та протоколи можуть змінюватися. Медичні сестри повинні слідкувати за тим, щоб бути в курсі найкращих практик.

Моделювання надзвичайних ситуацій: організовуйте регулярне моделювання надзвичайних ситуацій, щоб переконатися, що вся команда готова до швидкого та ефективного реагування.

У невідкладних станах важлива кожна секунда. Для радіологічної медсестри здатність швидко і правильно реагувати може зробити різницю між доброякісним результатом і потенційно трагічною ситуацією. Не можна недооцінювати важливість регулярних тренувань, добре підготовленої команди і постійної пильності.

Ведення травматичних випадків та радіологічних аварійних ситуацій

Невідкладна радіологія - це сфера, де кожна хвилина може мати вирішальне значення. Пацієнти, які постраждали від травм або інших надзвичайних ситуацій, часто потребують швидкої візуалізації для оцінки ступеня ушкоджень і керівництва лікуванням. Медична сестра відіграє тут центральну роль, виступаючи сполучною ланкою між пацієнтом, бригадою екстреної медичної допомоги та лікарем-рентгенологом.

1. Швидка оцінка :
   - **Сортування:** розрізнення випадків, що потребують негайного втручання, та інших менш термінових випадків.
   - **Комунікація з лікарем швидкої допомоги:** швидко зрозуміти потреби та пріоритети кожного пацієнта.
2. Підготовка пацієнта:
   - **Стабілізація:** у деяких випадках перед знімком можуть знадобитися невідкладні заходи (наприклад, іммобілізація).
   - **Основна інформація:** швидкий пошук необхідної інформації (тип травми, зони болю, історія хвороби).
3. Вибір способу візуалізації :
   - **Стандартний рентген:** часто є першим кроком в оцінці переломів або інших пошкоджень кісток.
   - **КТ (комп'ютерна томографія):** Використовується для детальної оцінки травми, особливо черепно-мозкової, грудної або черевної.
   - **МРТ:** менш поширена в екстрених ситуаціях, але може використовуватися для виявлення специфічних уражень, зокрема неврологічних.

4. Під час обстеження:
   - **Безпека:** Переконайтеся, що пацієнт перебуває в безпеці протягом усього обстеження, особливо якщо він непритомний або розгублений.
   - **Моніторинг: стежте за** життєвими показниками та болем пацієнта і будьте готові втрутитися, якщо його стан зміниться.
5. Після обстеження :
   - **Переведення пацієнта:** Залежно від результатів, пацієнту може знадобитися операція, госпіталізація або інший догляд.
   - **Комунікація:** Передайте результати лікареві швидкої допомоги або хірургу в стислій і чіткій формі.
6. У разі радіаційної аварійної ситуації:
   - **Забруднення: У разі** радіологічної надзвичайної ситуації (наприклад, випадкового опромінення) важливо дотримуватися протоколів дезактивації та забезпечити безпеку кожного.
   - **Співпраця з експертами: У** разі радіологічного інциденту тісна співпраця з медичними фізиками та експертами з радіаційного захисту має вирішальне значення.
7. Безперервна освіта та симуляції :
   - **Регулярне навчання:** Переконайтеся, що всі команди навчені ефективно реагувати на надзвичайні ситуації та ознайомлені з протоколами.
   - **Моделювання надзвичайних** ситуацій: організація імітаційних ситуацій для тестування та вдосконалення реагування в режимі реального часу.

Лікування травм і надзвичайних ситуацій в радіології вимагає здатності діяти швидко і ефективно, зберігаючи при цьому безпеку і благополуччя пацієнта. Медичні сестри в радіології часто знаходяться на передовій і повинні володіти унікальним поєднанням технічних і людських навичок, щоб впоратися з викликами таких ситуацій.

Важливість безперервного навчання та симуляції надзвичайних ситуацій

У постійно мінливому світі радіології роль медсестри виходить за рамки простого проведення процедур і включає в себе цілий ряд обов'язків, які вимагають регулярного оновлення знань і навичок. Більше того, в екстрених ситуаціях належна підготовка може буквально означати різницю між життям і смертю.

1. Професія в постійному розвитку :
    - **Нові технології:** З появою нових методів візуалізації та інноваційних технологій важливо йти в ногу з часом, щоб забезпечити найкраще лікування.
    - **Нові методології:** Протоколи та методи змінюються з розвитком досліджень, забезпечуючи безпечнішу та ефективнішу допомогу.
2. Симуляція як інструмент навчання :
    - **Сценарії:** симуляції забезпечують безпечне середовище для відпрацювання надзвичайних ситуацій без ризику для пацієнтів.
    - **Зворотний зв'язок:** після симуляції зворотний зв'язок використовується для кращого розуміння помилок, коригування методик та покращення майбутнього реагування.
3. Радіаційний захист:
    - **Останні рекомендації:** З розвитком досліджень можуть з'являтися нові рекомендації щодо радіаційного захисту.

Найкраща практика: постійне навчання гарантує, що медсестра завжди використовує найменш променеві методи, отримуючи при цьому високоякісні знімки.

4. Важливість м'яких навичок :

Комунікація: Знання того, як і коли ефективно спілкуватися, особливо в стресових ситуаціях, є важливою навичкою.

Командна робота: симуляції надзвичайних ситуацій можуть допомогти зміцнити згуртованість команди та покращити міжпрофесійну співпрацю.

5. Підготовка до рідкісних, але критичних ситуацій :

Важкі алергічні реакції, ускладнення: хоча такі ситуації трапляються рідко, неадекватна реакція може мати серйозні наслідки. Симуляції допомагають забезпечити швидку та адекватну реакцію.

Конкретні випадки: наприклад, як вести педіатричного пацієнта в кризовій ситуації або як реагувати на радіологічну аварію.

6. Популяризація професії :

Професійне визнання: прихильність до постійного навчання демонструє професійну майстерність.

Запевнення для пацієнта: Пацієнти заспокоюються, знаючи, що їхня медсестра регулярно проходить навчання та підготовлена до надзвичайних ситуацій.

Безперервна освіта та симуляції невідкладних станів - це не просто доповнення до початкової підготовки радіологічної медсестри. Вони є важливими елементами в гарантуванні безпеки, ефективності та досконалості медичної допомоги, що надається. У світі дедалі складнішої та спеціалізованої медицини йти в ногу з часом і регулярно практикуватися стає абсолютною необхідністю, якщо ми хочемо запропонувати найкраще для кожного пацієнта.

Розділ 6

ТЕХНОЛОГІЧНИЙ ПРОГРЕС ТА ДОСЛІДЖЕННЯ

Останні інновації в медичній візуалізації

Медична візуалізація завжди була на передовій технологій, постійно розширюючи межі того, що ми можемо побачити і зрозуміти про людське тіло. Кожне досягнення відкриває нові можливості, підвищує точність діагностики, зменшує ризики для пацієнтів і відкриває шлях до нових методів лікування. Пропонуємо вам ознайомитися з останніми інноваціями в цій захоплюючій галузі.

1. Удосконалена цифрова рентгенографія :
   - **Більш чутливі датчики:** зменшена доза опромінення, необхідна для отримання чіткого зображення.
   - **Покращена обробка зображень:** вдосконалені алгоритми для покращеного виявлення деталей.
2. Спектральна комп'ютерна томографія (КТ) :
   - **Підвищена деталізація: завдяки** використанню декількох енергетичних спектрів ця технологія може більш точно диференціювати тканини, допомагаючи, наприклад, відрізнити кров від згустків.
3. Високопольна магнітно-резонансна томографія (МРТ) :
   - **Підвищена роздільна здатність:** більш потужні магніти дозволяють більш детально візуалізувати внутрішні структури, що особливо корисно для мозку і суглобів.
   - **Функціональна МРТ у реальному часі:** моніторинг змін активності мозку майже в режимі реального часу.
4. Портативна ультразвукова візуалізація :
   - **Компактні пристрої:** Інновації призвели до створення ультрапортативних пристроїв, які можна використовувати біля ліжка пацієнта, в

сільській місцевості або під час польових операцій.
5. Гібридна позитронно-емісійна томографія (ПЕТ) :
   Поєднання з іншими методами: Поєднання ПЕТ з КТ або МРТ дозволяє отримати комбіновану метаболічну та анатомічну візуалізацію для точної локалізації ділянок активності.
6. Штучний інтелект і машинне навчання :
   Інтерпретація зображень: ШІ може допомогти виявити аномалії, які людське око може пропустити, і запропонувати можливі діагнози.
   Оптимізація процедури: використання штучного інтелекту для налаштування параметрів зображення в режимі реального часу, максимізуючи якість і мінімізуючи дозу опромінення.
7. Інтервенційна радіологія:
   Лікування під контролем зображення: малоінвазивні методи лікування таких захворювань, як пухлини, аневризми або судинні перешкоди.
8. Молекулярна візуалізація :
   За межами анатомії: візуалізація біологічних процесів на молекулярному рівні, що дозволяє глибше зрозуміти хвороби та реакції на лікування.

Ці інновації в медичній візуалізації змінюють не лише те, як лікарі бачать і розуміють людське тіло, але й те, як вони діагностують і лікують хвороби. Поєднання передових технологій, інтелектуальних алгоритмів і всебічної підготовки фахівців гарантує, що медична візуалізація і надалі відіграватиме центральну роль у догляді за пацієнтами в найближчі роки.

Участь у клінічних дослідженнях: навіщо і як?

Клінічні дослідження є одним із наріжних каменів медичного прогресу. Це процес, за допомогою якого нові методи лікування, ліки, медичні пристрої та процедури випробовуються та оцінюються для забезпечення їхньої безпеки та ефективності. Для медичних сестер радіології розуміння клінічних досліджень і розгляд можливості участі в них може збагатити їхню професійну практику.

1. Навіщо брати участь у клінічних дослідженнях?
    Покращення догляду за пацієнтами: Клінічні дослідження призводять до нових відкриттів, які можуть покращити догляд за пацієнтами та результати лікування.
    Розвиток кар'єри: участь у дослідженнях дозволяє медсестрам розширити свої навички та спеціалізуватися в найсучасніших галузях.
    Внесок у науку: Клінічні дослідження мають важливе значення для розвитку медицини. Участь у цьому процесі сприяє розвитку науки.
    Професійна репутація: установи, які активно займаються дослідженнями, часто вважаються лідерами у своїй галузі.
2. Розуміння клінічних досліджень :
    Типи досліджень: Існує кілька типів досліджень, включаючи обсерваційні, клінічні та інтервенційні дослідження.
    Протокол дослідження: кожне дослідження керується суворим протоколом, який детально описує, як воно буде проводитися.
    Дослідницька етика: всі дослідження за участю людей повинні бути схвалені етичним комітетом, щоб гарантувати їхню етичність і безпеку.

3. Як я можу долучитися до клінічних досліджень?

Навчання та освіта: Для розуміння процесу та правил проведення клінічних досліджень часто потрібна спеціальна підготовка в галузі клінічних досліджень.

Пошук можливостей: лікарні, університети та приватні компанії часто пропонують можливості для досліджень.

Співпраця: тісна співпраця з дослідниками, лікарями та іншими медичними працівниками може відкрити двері для дослідницьких можливостей.

4. Роль медичних сестер радіології в клінічних дослідженнях :

Рекрутинг пацієнтів: Визначте та знайдіть пацієнтів, які можуть підходити для участі в певних дослідженнях.

Збір даних: Переконайтеся, що всі дані зібрані точно і відповідно до протоколу.

Моніторинг пацієнтів: Переконайтеся, що пацієнти в безпеці, і повідомляйте про будь-які побічні ефекти або проблеми.

Навчання пацієнтів: Інформування пацієнтів про дослідження, його мету і те, що воно передбачає.

5. Виклики та винагороди :

Виклики Клінічні дослідження можуть бути вимогливими з точки зору часу та ресурсів. Вони вимагають ретельності та уваги до деталей.

Винагороди: Окрім внеску в медичний прогрес, дослідження дають можливість вчитися, спеціалізуватися і співпрацювати з експертами в цій галузі.

Клінічні дослідження - це захоплююча і важлива галузь медицини. Для медичних сестер радіології вступ на цей шлях може не тільки збагатити їхню кар'єру, але й зробити значний внесок у покращення догляду за пацієнтами та розвиток науки.

Майбутнє радіології: Проекти та прагнення

Радіологія перебуває на захоплюючому перехресті своєї історії. На перетині технологій, біології та медицини її майбутнє здається безмежним. Зазираючи в майбутнє, давайте подивимось на проекти та прагнення, які можуть сформувати наступну еру радіології.

1. Всюдисущість штучного інтелекту (ШІ) :
    - **Допоміжна діагностика:** ШІ може допомогти радіологам виявити ледь помітні аномалії та передбачити патологічні тенденції ще до того, як вони стануть очевидними.
    - **Оптимізація робочого процесу:** завдяки ШІ можна прискорити радіологічні процедури, від захоплення зображення до інтерпретації та створення звіту.
2. Персоналізована радіологія:
    - **Адаптація до пацієнта:** Протоколи візуалізації, індивідуально адаптовані до потреб пацієнта та його історії хвороби.
    - **Цільова терапія:** Використання зображень для керівництва персоналізованим лікуванням, наприклад, інтервенційною радіологією.
3. Гібридна візуалізація :
    - **Поєднання різних методів:** наприклад, поєднання ПЕТ та МРТ для отримання анатомічної та метаболічної інформації за одне дослідження.
    - **Зменшення радіації:** завдяки гібридним методам можна зменшити дозу опромінення, отримуючи при цьому високоякісні зображення.

4. Бездротова радіологія :

Портативні технології: легші, бездротові пристрої для полегшення мобільності та доступу до зображень у важкодоступних або віддалених районах.

Передова телерадіологія: дистанційна інтерпретація зображень, що дозволяє отримати консультацію експерта майже в будь-якій точці світу.

5. Удосконалена молекулярна візуалізація :

На клітинному рівні: візуалізація та розуміння процесів на клітинному та молекулярному рівнях, що відкриває двері до нових діагностичних та терапевтичних методів.

6. Занурення в навчання та освіту:

Віртуальна реальність (VR) і доповнена реальність (AR): використання цих технологій для навчання радіологів шляхом занурення їх у реалістичні сценарії.

Симуляції аварійних ситуацій: тренування в режимі реального часу для підготовки фахівців до радіологічних аварійних ситуацій.

7. Міждисциплінарна співпраця :

Центри інтегрованої візуалізації: місця, де радіологи, онкологи, хірурги та інші фахівці можуть тісно співпрацювати.

Холістичний підхід: інтеграція психологічних та соціальних аспектів догляду за пацієнтами в радіологічну практику.

Майбутнє радіології - світле, з технологічними досягненнями, які обіцяють трансформувати дисципліну. Описані вище проекти та прагнення - це лише верхівка айсберга. З розвитком технологій і поглибленням нашого розуміння біології радіологія продовжуватиме відігравати життєво важливу роль у медичному ландшафті, покращуючи догляд за пацієнтами і формуючи майбутнє медицини.

Розділ 7

РАДІОЛОГІЧНІ НАДЗВИЧАЙНІ СИТУАЦІЇ ТА ЕКОЛОГІЇ

Вступ до радіологічних аварійних ситуацій: типи та причини

Коли ми думаємо про невідкладну медичну допомогу, в уяві постає образ переповненого відділення невідкладної допомоги, де лікарі та медсестри метушаться навколо пацієнтів з безліччю симптомів. Проте в контексті радіології невідкладна ситуація набуває іншого виміру. Вона стосується ситуацій, що вимагають швидкого медичного втручання за допомогою візуалізації для встановлення діагнозу, оцінки ступеня травми або навіть керівництва лікуванням. Розглянемо докладніше типи радіологічних невідкладних станів та їхні загальні причини.

1. Травматичні надзвичайні ситуації :
    - **Переломи:** переломи кісток, як прості, так і складні, часто потребують рентгенівського або комп'ютерної томографії для визначення їхньої тяжкості та визначення тактики лікування.
    - **Травми голови:** У разі травми голови сканування головного мозку може мати вирішальне значення для виявлення крововиливу, набряку або перелому черепа.
    - **Торакальна та абдомінальна травма:** Дорожньо-транспортні пригоди, падіння або інші травми можуть спричинити пошкодження внутрішніх органів, що потребують термінової візуалізації для оцінки.
2. Нетравматичні надзвичайні ситуації :
    - **Інсульт (порушення мозкового кровообігу):** при підозрі на інсульт необхідно провести КТ або МРТ головного мозку, щоб визначити, чи це ішемічний або геморагічний інсульт.
    - **Кишкова непрохідність:** Симптоми кишкової непрохідності можуть вимагати термінової

візуалізації для підтвердження діагнозу та визначення місця непрохідності.

Важка інфекція: у деяких випадках радіологію можна використовувати для виявлення джерела глибокої інфекції, наприклад, абсцесу.

3. Надзвичайні ситуації, пов'язані з втручанням :

Внутрішня кровотеча: **У випадку** внутрішньої кровотечі інтервенційна радіологія може бути використана для локалізації джерела кровотечі та проведення емболізації.

Тромбоз: згустки крові, наприклад, ті, що спричиняють тромбоемболію легеневої артерії, можуть потребувати радіологічного втручання для їх розчинення або видалення.

4. Причини радіаційних аварійних ситуацій :

Травма: Дорожньо-транспортні пригоди, падіння, спортивні травми або інші форми фізичної травми можуть потребувати невідкладної візуалізації.

Патологічні зміни: Раптове загострення вже існуючих хвороб або медичних ускладнень, таких як інфекції або тромби, можуть раптово погіршитися.

Післяопераційний період: після певних хірургічних процедур можуть виникнути ускладнення, які потребують термінової рентгенологічної оцінки.

Радіологічні невідкладні стани охоплюють широкий спектр ситуацій, від фізичної травми до медичних ускладнень. У кожному випадку швидка і точна візуалізація має важливе значення для керівництва лікуванням і поліпшення результатів лікування пацієнтів. Здатність швидко втручатися в екстрених ситуаціях є однією з багатьох важливих навичок фахівців радіології.

Управління радіологічною аварійною ситуацією: протоколи та заходи безпеки

При виникненні невідкладної радіологічної ситуації пріоритетним завданням є забезпечення безпеки пацієнта та отримання чітких, точних зображень для діагностики чи лікування. Це вимагає поєднання суворих протоколів і заходів безпеки для забезпечення благополуччя як пацієнта, так і медичного персоналу. Давайте подивимось, як керують цими надзвичайними ситуаціями.

1. Первинна оцінка стану пацієнта:
    Сортування: Перш за все, пацієнта оцінює медична бригада, щоб визначити терміновість і тип необхідної візуалізації.
    Історія хвороби: важливо швидко зібрати відповідну інформацію, наприклад, про алергію, хірургічні операції або можливість вагітності.
2. Підготовка до візуалізації :
    Позиціонування: Забезпечення комфорту пацієнта при отриманні найкращого кута для візуалізації.
    Захист від радіації: Використання свинцевих щитків або іншого захисту для ділянок тіла, які не є об'єктом обстеження.
3. Чітке спілкування :
    Інформація для пацієнта: Коротко поясніть пацієнту процедуру, заспокойте його та дайте відповіді на всі запитання, які він може мати.
    Координація роботи команди: Ефективна комунікація між радіологами, технічним персоналом, медсестрами та лікарями, які направляють пацієнтів, має важливе значення для управління невідкладними станами.

4. Заходи безпеки під час обстеження :

Моніторинг: постійне спостереження за пацієнтом під час обстеження, особливо якщо пацієнт знаходиться в критичній ситуації.

Налаштування обладнання: Переконайтеся, що обладнання налаштоване так, щоб мінімізувати вплив радіації, але при цьому отримувати якісні зображення.

5. Швидка, точна інтерпретація :

Доступність рентгенолога: У надзвичайних ситуаціях негайна доступність рентгенолога для інтерпретації зображень має вирішальне значення.

Передача результатів: результати повинні бути швидко і чітко передані лікуючій медичній команді для негайного вжиття заходів у разі необхідності.

6. Пост-обробка зображень :

Подальше спостереження: спостерігайте за станом пацієнта після обстеження, особливо якщо використовувалися контрастні препарати.

Документація: точне документування всієї події, від деталей візуалізації до спостережень за пацієнтом.

7. Профілактика та навчання:

Симуляції: організовуйте регулярні симуляції надзвичайних ситуацій, щоб навчити і підготувати персонал до управління такими ситуаціями.

Оновлення протоколів: Регулярно переглядайте та оновлюйте протоколи відповідно до останніх досліджень та рекомендацій.

Управління радіологічною аварійною ситуацією вимагає як технічних навичок, так і людської чутливості. Кожен етап, від первинної оцінки до повідомлення результатів, повинен бути виконаний ретельно і швидко. Протоколи та заходи безпеки - це не просто рекомендації, а життєво важливі інструменти, які гарантують, що навіть у найнапруженіших ситуаціях кожен пацієнт отримає якісну медичну допомогу.

Тематичні дослідження : Історичні катастрофи та отримані уроки

Протягом багатьох років низка катастроф, природних, промислових чи аварійних, висвітлили виклики та потреби радіології в надзвичайних ситуаціях. Давайте розглянемо деякі з цих великих катастроф і ті уроки, які вони дали нам про радіологію.

1. Чорнобиль, 1986 рік:
    - **Контекст:** Вибух і пожежа на Чорнобильській атомній електростанції призвели до викиду в атмосферу великої кількості радіоактивних матеріалів.
    - **Роль радіології:** оцінка та моніторинг працівників та мешканців, які зазнали впливу радіації.
    - **Винесені уроки:** Важливість швидкого втручання, навчання з радіаційного захисту та потреба в обладнанні для оцінки радіоактивного забруднення.
2. Землетрус у Кобе, 1995 рік:
    - **Контекст:** Сильний землетрус стався в японському місті Кобе, спричинивши значні руйнування та поранення тисяч людей.
    - **Роль радіології:** лікування постраждалих, виявлення переломів та інших внутрішніх пошкоджень.
    - **Винесені уроки:** Необхідність мобільної та стійкої радіологічної інфраструктури для реагування у випадку стихійного лиха.
3. Теракти 11 вересня 2001 року:
    - **Контекст:** Терористичні атаки вразили Сполучені Штати, в тому числі вежі-близнюки в Нью-Йорку.

- **Роль радіології:** лікування постраждалих від травм та координація з іншими медичними службами.
- **Винесені уроки:** Важливість готовності до катастроф та підготовки радіологів до управління великомасштабними подіями.

4. Ядерна катастрофа на Фукусімі, 2011 рік:
   - **Контекст:** Після цунамі на атомній електростанції Фукусіма сталося кілька вибухів, внаслідок яких стався викид радіоактивних матеріалів.
   - **Роль радіології:** моніторинг та оцінка радіоактивного забруднення населення та працівників.
   - **Винесені уроки:** Необхідність чітких протоколів евакуації, дезактивації та інформування населення про радіологічні ризики.

5. Землетрус на Гаїті, 2010 рік:
   - **Контекст:** На Гаїті стався руйнівний землетрус, який спричинив величезні людські жертви та матеріальні збитки.
   - **Роль радіології:** медична допомога пораненим, особливо при переломах, черепно-мозкових травмах і травмах грудної клітки.
   - **Винесені уроки:** Потреба в портативному радіологічному обладнанні, спеціальному навчанні та координації з міжнародними гуманітарними організаціями.

Кожна з цих катастроф висвітлила специфічні та важливі аспекти радіології в надзвичайних ситуаціях. Отримані уроки сформували та покращили готовність радіологів до таких ситуацій та їх реагування на них. Хоча ці події були трагічними, вони також підкреслили важливість і цінність радіології в управлінні великомасштабними аварійними ситуаціями та катастрофами.

Розділ 8

РАДІОПЕДІАТРІЯ: СПЕЦИФІЧНІ ОСОБЛИВОСТІ ТА ВИКЛИКИ

Особливості візуалізації у дітей

Медична візуалізація у дітей - це особлива галузь, яка вимагає індивідуального підходу, як з точки зору методів візуалізації, так і з точки зору ведення маленького пацієнта. Через безперервний ріст і розвиток дітей, а також їхню особливу чутливість до опромінення, педіатрична візуалізація вимагає спеціальних знань і досвіду.

1. Зміна фізіології та анатомії:
    - **Ріст кісток:** кістки дітей активно ростуть, при цьому наявність ростової пластинки вимагає особливої інтерпретації на зображенні.
    - **Розвиток органів:** Дитячі органи, особливо мозок, продовжують розвиватися і мають особливості, характерні для кожного віку.
2. Підвищена чутливість до радіації :
    - **Мінімальні дози:** діти більш чутливі до впливу радіації, ніж дорослі. Тому дуже важливо мінімізувати дозу опромінення під час рентгенівських обстежень.
    - **Альтернативні методи:** Коли це можливо, бажано використовувати нерадіаційні методи візуалізації, такі як УЗД або МРТ.
3. Інший психологічний підхід :
    - **Комунікація:** Діти потребують пояснень, які відповідають їхньому віку, щоб зрозуміти процедуру.
    - **Комфорт і безпека:** кімната для огляду повинна бути спроектована так, щоб заспокоїти дитину, з використанням заспокійливих візуальних і звукових елементів.
    - **Присутність батьків:** Дозвіл батькам супроводжувати дитину під час обстеження може бути корисним для емоційного комфорту дитини.

4. Специфічні методи візуалізації :
    Позиціонування: Дітям можуть знадобитися особливі положення або утримуючі пристрої для забезпечення якісних зображень.
    Контрастні **препарати:** Дози та типи контрастних препаратів повинні бути скориговані для дітей.
5. Патології, характерні для дитячого віку:
    Вроджені захворювання: певні аномалії можуть бути присутніми від народження і потребують спеціальної візуалізації для їх діагностики.
    Поширені педіатричні захворювання: Такі захворювання, як остеохондроз і хвороба Легга-Кальве-Пертеса, є специфічними для дитячої популяції.
6. Співпраця з іншими фахівцями:
    Мультидисциплінарна команда: дитяча радіологія часто виграє від тісної співпраці з іншими спеціалістами, такими як педіатри, дитячі хірурги та інші.

Візуалізація дітей - це специфічна галузь радіології, яка вимагає не лише технічної майстерності, але й великої чутливості та адаптивності. Пріоритетним завданням є гарантування безпеки та комфорту дитини при отриманні точних зображень для відповідної діагностики та лікування.

Комунікація та заспокоєння маленькі пацієнти та їхні батьки

У радіології, як і в багатьох інших галузях медицини, спілкування має важливе значення, особливо коли йдеться про маленьких пацієнтів та їхніх батьків. Процедури візуалізації можуть викликати стрес і навіть страх у дитини, і їхні батьки також можуть хвилюватися. Ось як підходити до спілкування в цьому конкретному контексті, щоб заспокоїти всіх.

1. Встановлення зв'язку з дитиною:
   - **Відповідна мова:** Використовуйте прості, відповідні віку терміни. Наприклад, замість "рентгенівський знімок" можна сказати "знімок внутрішніх органів".
   - **Залучайте дитину: Ставте** їй запитання, запитуйте, що вона відчуває, і заохочуйте її ставити власні запитання.
   - **Використовуйте аналогії:** Наприклад, порівняйте сканер з "великою камерою" або МРТ з "космічним шатлом".
2. Залучення батьків:
   - **Поясніть процедуру:** розкажіть батькам, що буде відбуватися, скільки часу займе обстеження і наскільки це важливо для постановки діагнозу.
   - **Розв'яжіть проблеми:** запевніть їх у безпеці процедур і обговоріть будь-які конкретні запобіжні заходи, такі як захист від радіації.
   - **Заохочуйте присутність:** якщо це можливо, і якщо це не завадить обстеженню, дозвольте батькам бути присутніми під час процедури, щоб заспокоїти дитину.
3. Створіть заспокійливе середовище :
   - **Відповідне оформлення:** Кімната для огляду з яскравими кольорами або заспокійливими зображеннями допоможе дитині розслабитися.
   - **Відволікаючі фактори:** дайте дитині іграшки, книжки або навіть відео, які допоможуть відволіктися і заспокоїти її до або під час іспиту.
   - **Правильне спорядження:** використовуйте спорядження, яке підходить за розміром вашій дитині, щоб вона почувалася комфортніше.

4. Не поспішайте:
- **Не поспішайте:** якщо дитина особливо тривожна, може бути корисно дати їй кілька додаткових хвилин для ознайомлення з навколишнім середовищем.
- **Заспокоєння через дотик:** простий жест, наприклад, покласти руку на плече, може дуже заспокоїти.

5. Після обстеження :
- **Похваліть дитину:** Подякуйте їй за співпрацю і скажіть, що вона все зробила добре.
- **Обговорення після обстеження:** Поговоріть з батьками про результати (якщо ви маєте на це право) і про те, що буде далі, наприклад, про можливу подальшу консультацію.

Ефективна комунікація - це ключ до забезпечення позитивного досвіду для маленьких пацієнтів радіології. Розуміючи та реагуючи на їхні емоційні потреби, а також на потреби їхніх батьків, ви можете значно покращити комфорт та співпрацю під час процедур візуалізації.

Конкретні випадки: поширені патології та невідкладні педіатричні стани

Дитяча радіологія представляє унікальний набір викликів через різні патології та невідкладні стани, які часто зустрічаються у дітей. Цей розділ присвячений найпоширенішим станам, які потребують радіологічного втручання, а також тому, як ефективно справлятися з цими ситуаціями.

1. Захворювання кісток і суглобів:
   - **Переломи росту:** пластинка росту, або фіз, - це ділянка кістки, що розвивається, яка є особливо вразливою до переломів у дітей.
   - **Остеомієліт:** інфекція кісток, яка може розвиватися раптово або повільно. Візуалізація може допомогти визначити ступінь інфекції та скерувати лікування.
   - **Хвороба Легга-Кальве-Пертеса:** захворювання кульшового суглоба, при якому порушується приплив крові до головки стегнової кістки.
2. Торакальні розлади:
   - **Пневмонія:** поширена легенева інфекція у дітей, яку можна діагностувати за допомогою рентгена.
   - **Сторонні тіла:** діти можуть аспірувати дрібні предмети, що вимагає рентгенівських променів для їх виявлення та вилучення.
3. Травма живота :
   - **Пошкодження органів:** травми, такі як падіння або удари, можуть призвести до пошкодження органів. Візуалізація може допомогти оцінити ступінь тяжкості.
   - **Апендицит:** запалення апендикса, поширене у дітей, може потребувати проведення ультразвукового дослідження або комп'ютерної томографії для підтвердження діагнозу.
4. Неврологічні розлади:
   - **Менінгіт:** запалення оболонок, що оточують головний і спинний мозок. Хоча діагноз ставиться клінічно, іноді може знадобитися МРТ для оцінки ускладнень.
   - **Внутрішньочерепна кровотеча:** травми голови можуть призвести до кровотечі всередині черепа, що вимагає термінової візуалізації.

5. Сечостатеві розлади:
   Гідронефроз: збільшення нирки через перешкоду у відтоку сечі. Для діагностики зазвичай використовується ультразвукове дослідження.
   Перекрут яєчка: невідкладний стан, при якому яєчко скручується, перекриваючи його кровопостачання. Для швидкої діагностики необхідне ультразвукове дослідження.
6. Інші надзвичайні ситуації :
   Сепсис: реакція організму на серйозну інфекцію. Візуалізація може допомогти визначити джерело інфекції.
   Отруєння/інтоксикація: Випадкове проковтування токсичних речовин може потребувати візуалізації для оцінки наслідків або пошуку таблеток.

Невідкладні стани в дитячій радіології вимагають здатності реагувати швидко і точно. Знання поширених патологій та пов'язаних з ними рентгенологічних ознак є важливим для забезпечення належного догляду за цими маленькими пацієнтами. Спеціальна підготовка та тісна співпраця з іншими педіатричними спеціалістами гарантують, що ці діти отримають найкращий можливий догляд.

Розділ 9

ЕКОЛОГІЯ В РАДІОЛОГІЇ

Вплив на навколишнє середовище обладнання та витратні матеріали

Незважаючи на свої вражаючі медичні досягнення, радіологія не позбавлена впливу на навколишнє середовище. Громіздкі апарати, значне споживання електроенергії, специфічні відходи... Всі ці фактори мають екологічні наслідки. Пропонуємо поглянути на вплив радіології на довкілля.

1. Виробництво обладнання :
    - **Видобуті ресурси:** Для виробництва складних машин потрібні рідкісні метали, пластмаси та інші матеріали, видобуток яких може порушити екосистеми.
    - **Викиди CO_2:** Виробництво радіологічного обладнання спричиняє викиди вуглецю, особливо під час виробництва електронних компонентів.
2. Енергоспоживання обладнання :
    - **Інтенсивне використання:** таке обладнання, як комп'ютерні та магнітно-резонансні томографи, споживають багато енергії, особливо коли вони працюють майже безперервно у великих лікарнях.
    - **Вимоги до охолодження:** деяке обладнання, зокрема МРТ, потребує систем охолодження, які також споживають енергію.
3. Відходи та витратні матеріали :
    - **Рентгенівські відходи:** традиційна рентгенівська плівка містить хімічні речовини, які можуть бути шкідливими, якщо їх неправильно утилізувати.
    - **Одноразові витратні матеріали:** такі предмети, як простирадла, захисний одяг та інші, можуть утворювати значну кількість відходів.
4. Закінчення терміну експлуатації обладнання :
    - **Утилізація:** Рентгенівські апарати мають обмежений термін експлуатації. Їх утилізація

вимагає відповідного знезараження та переробки, що не завжди здійснюється найкращим чином.

Повторне використання та переробка: хоча деякі деталі можуть бути перероблені, інші, особливо електронні компоненти, можуть опинитися на звалищі з відповідним впливом на навколишнє середовище.

5. Контрастні засоби та препарати :

Виробництво: Виробництво контрастної продукції вимагає ресурсів і створює відходи.

Утилізація: Після використання ці продукти часто виводяться пацієнтами і можуть потрапляти у стічні води, впливаючи на водне середовище.

6. Зменшення впливу :

Перехід на цифрові технології: Перехід від аналогової до цифрової рентгенографії значно зменшує кількість хімічних відходів.

Енергозбереження: більш ефективні машини та більш раціональне використання можуть зменшити споживання енергії.

Навчання та підвищення обізнаності: навчання персоналу щодо важливості зменшення відходів та їх переробки може мати значний вплив.

Важливо, щоб радіологія враховувала свій вплив на навколишнє середовище не лише для захисту планети, але й для забезпечення сталості своїх практик. Технологічні інновації та нові підходи можуть допомогти мінімізувати цей вплив, зберігаючи і навіть покращуючи стандарти надання медичної допомоги.

Зелені ініціативи в радіології: скорочувати, переробляти, відновлювати

У світі, який дедалі більше усвідомлює вплив своєї діяльності на довкілля, радіологія не є винятком. Зіткнувшись із сучасними екологічними викликами, з'являється багато зелених ініціатив, які прагнуть поєднати досконалість медичної допомоги з екологічною відповідальністю. Давайте подивимося, як девіз "зменшити, переробити, відновити" застосовується в цій галузі.

1. Зменшити:
   - **Енергоспоживання:** Завдяки впровадженню високоефективного обладнання та інтелектуальних систем управління енергоспоживанням, споживання зменшується при збереженні продуктивності.
   - **Радіографічні відходи:** перехід від аналогової до цифрової рентгенографії усуває потребу в хімічних речовинах і зменшує кількість відходів.
   - **Використання контрастних речовин:** розумне та оптимізоване використання контрастних речовин зводить до мінімуму необхідну кількість, тим самим зменшуючи відходи та вплив на навколишнє середовище.
2. Переробка :
   - **Обладнання з вичерпаним терміном експлуатації:** замість того, щоб відправляти його на звалище, застарілі машини демонтують, а їхні компоненти переробляють.
   - **Витратні** матеріали: використання матеріалів, придатних для вторинної переробки, для простирадл, захисного одягу та інших витратних

матеріалів полегшує їх повторне використання та переробку.

Вода: системи охолодження можуть бути спроектовані таким чином, щоб повторно використовувати воду, мінімізуючи її споживання.

3. Відновити:

Джерела енергії: Використання відновлюваних джерел енергії, таких як сонячна або вітрова енергія, для живлення радіологічних установ стає все більш поширеною ініціативою.

Постійне навчання: регулярне навчання персоналу найкращим екологічним практикам гарантує, що екологічні ініціативи будуть впроваджуватися та підтримуватися.

Співпраця: працюючи з постачальниками, які дотримуються сталих практик, радіологія може сприяти створенню більш екологічного ланцюга постачання.

4. Бонус - Підвищення обізнаності:

Інформаційні кампанії: Підвищення обізнаності персоналу, пацієнтів і широкої громадськості про "зелені" ініціативи в радіології зміцнює прихильність до сталого майбутнього.

Стимули: Пропонування стимулів, таких як знижки для постачальників, що використовують перероблені матеріали, може заохочувати до більш екологічних практик.

Радіологія має всі шанси очолити рух до більш екологічної медицини. Завдяки поєднанню технологій, інновацій та відданості принципам сталого розвитку можна надавати високоякісну медичну допомогу, захищаючи при цьому нашу планету для майбутніх поколінь. Девіз "скорочувати, переробляти, відновлювати" слугує компасом, що спрямовує цей важливий перехід.

Тематичні дослідження :
Екологічно відповідальні радіологічні центри

Усвідомлення надзвичайної екологічної ситуації в усьому світі спонукає все більше медичних установ переосмислити спосіб своєї роботи. У галузі радіології передові центри застосовуютьековідповідальні підходи, поєднуючи високоякісну медичну допомогу з дбайливим ставленням до довкілля. Ось кілька прикладів, що ілюструють ці взірцеві ініціативи.

1. Радіологічний центр Nordica (CRN), Швеція:
   - **Екологічно чиста будівля:** CRN був спроектований з урахуванням біокліматичної архітектури, максимально використовуючи природне світло та мінімізуючи тепловтрати.
   - **Інноваційна система охолодження:** Машини охолоджуються за допомогою місцевої льодовикової води, що зменшує споживання енергії.
   - **Переробка плівки:** CRN створила програму з переробки рентгенівської плівки, що значно зменшує кількість відходів.

2. GreenTech Imaging Center (GTEC), Каліфорнія, США:
   - **Сонячна енергія: завдяки** великій установці сонячних панелей, CIGT покриває значну частину своїх енергетичних потреб завдяки сонцю.
   - **Програма нульових відходів:** все, від паперових стаканчиків до медичних простирадл, переробляється або компостується, що значно зменшує кількість відходів, які відправляються на звалище.

Екологічно відповідальне партнерство: CIGT працює виключно з постачальниками, які поділяють його екологічну етику.

3. Радіологія Alpine EcoCentric (RAE), Швейцарія:
   Теплоізоляція: Розташована в горах, RAE використовує місцеву овечу вовну в якості ізоляції, що забезпечує відмінні теплові характеристики, підтримуючи при цьому місцеву економіку.
   Екологічний транспорт: Центр пропонує знижки пацієнтам, які користуються екологічно чистим транспортом (велосипед, спільне користування автомобілем), щоб дістатися на прийом до лікаря.
   Підвищення обізнаності: для пацієнтів та персоналу регулярно проводяться семінари з ековідповідальності.

4. Центр біо-світлової візуалізації (CIB), Нова Зеландія:
   Управління водними ресурсами: CIB використовує систему рекуперації дощової води для немедичних потреб та систему рециркуляції води для обладнання.
   Терапевтичний сад: відкрита зона була розроблена не тільки для добробуту пацієнтів, але й як екосистема для заохочення місцевого біорізноманіття.
   Відповідальна закупівля: Центр надає перевагу купівлі вживаного або відремонтованого обладнання, тим самим подовжуючи термін служби машин і зменшуючи кількість відходів.

Ці тематичні дослідження показують, що незалежно від розміру чи розташування радіологічного центру, можна вжити конкретних заходів для зменшення його впливу на навколишнє середовище. Хоча ці ініціативи вимагають початкових інвестицій, у довгостроковій перспективі вони можуть забезпечити значну економію коштів і позиціонувати центри як лідерів у сфері ековідповідальності в охороні здоров'я.

Розділ 10

МЕТОДИ ПОЗИЦІОНУВАННЯ ТА ІММОБІЛІЗАЦІЇ

Мистецтво позиціонування : отримати найкраще зображення

У радіології один знімок вартий тисячі слів. Чіткість, точність і якість рентгенівського зображення можуть означати різницю між швидким, точним діагнозом і годинами невизначеності. В основі цього прагнення до досконалості лежить мистецтво позиціонування. Подібно до того, як фотограф ретельно налаштовує об'єкт зйомки в ідеальному світлі, медсестра в радіології маніпулює і позиціонує пацієнта, щоб отримати найкращий знімок. Давайте розшифруємо цей делікатний танець між технологіями, анатомією та співчуттям.

1. Розуміння анатомії :
Основою правильного позиціонування є глибоке розуміння анатомії людини. Знання будови кісток, м'язів та органів допомагає медсестрі правильно розташувати пацієнта та обладнання.

- **Кістки та суглоби:** Розташування кісткових структур, особливо суглобів, має вирішальне значення для отримання чітких зображень.
- **Органи і тканини:** Залежно від типу дослідження, позиціонування може вимагати виділення або приховування певних органів або тканин.

2. Використовуйте обладнання з розумом :
Контроль за радіологічним обладнанням не менш важливий.

- **Пластина детектора та рентгенівська трубка:** правильне вирівнювання між цими двома елементами забезпечує чітке, добре сфокусоване зображення.
- **Аксесуари:** для утримання пацієнта в певному положенні можна використовувати клини, подушки та інші пристрої для іммобілізації.

3. Спілкування з пацієнтом:
Іноді позиціонування може бути незручним. Тому хороша комунікація має важливе значення, щоб заспокоїти пацієнта.

- **Чіткі інструкції:** Пацієнти не завжди знайомі з технічними термінами, тому важливо давати їм прості та зрозумілі інструкції.
- **Емпатія:** медсестри повинні завжди проявляти емпатію і терпіння, особливо з тривожними або болючими пацієнтами.

4. Специфічні техніки відповідно до обстеження:
Кожен вид радіологічного дослідження має свої вимоги до позиціонування.

- **Рентген грудної клітки:** наприклад, пацієнт повинен стояти, поклавши руки на стегна і направивши плечі вперед.
- **Рентгенографія кульшового суглоба:** пацієнт може лежати з ногою, поверненою всередину.

5. Повторіть, якщо потрібно:
Навіть при найкращому позиціонуванні іноді необхідно зробити ще один знімок. Ось чому негайна перевірка якості зображення має вирішальне значення.

6. Йти в ногу з новітніми технологіями:
Мистецтво позиціонування розвивається разом з технологіями та дослідженнями. Тому медсестри повинні бути в курсі новітніх методик, щоб забезпечити найкращий догляд.

Мистецтво позиціонування в радіології - це важлива навичка, яка поєднує науку, техніку і співчуття. Оволодіння цим мистецтвом не лише дозволяє отримувати чудові знімки, але й забезпечує оптимальний досвід пацієнта. У танці між людиною і машиною радіологічна медсестра відіграє роль диригента, спрямовуючи кожен рух для створення ідеальної гармонії.

Методи та обладнання для іммобілізації

У світі радіології рух - ворог чіткого зображення. Пацієнтам іноді буває важко залишатися нерухомими через біль, занепокоєння або просто через нерозуміння важливості залишатися статичними. Для отримання точних зображень часто доводиться використовувати техніки та обладнання для іммобілізації. Розглянемо докладніше, як це робиться.

1. Чому необхідна іммобілізація?
   - **Запобігання артефактам:** будь-який рух під час зйомки може створити артефакти, що роблять зображення розмитим або важким для інтерпретації.
   - **Безпека:** деякі обстеження вимагають, щоб пацієнт залишався в певному положенні, щоб уникнути будь-якого ризику.
   - **Оптимізоване зображення:** Хороше, стабільне позиціонування забезпечує найкращу якість зображення.

2. Ручні техніки :
Перед використанням обладнання медсестри можуть застосовувати ручні техніки.
   - **Вербальні вказівки:** чіткого спілкування з пацієнтом часто буває достатньо для досягнення необхідної нерухомості.
   - **Фізична підтримка:** у деяких випадках м'який ручний тиск або розміщення рук медсестри може допомогти стабілізувати ділянку.

3. Загальні іммобілайзери :
   - **Подушки та клини:** ці формовані пристрої підтримують та іммобілізують певні частини тіла.
   - **Ремені:** Ремені можна використовувати для утримання кінцівок на місці, особливо для дітей.

Шийні комірці: використовуються для стабілізації шийного відділу хребта при підозрі на травму.

Утримуючі системи для дітей: Пристрої, спеціально розроблені для м'якої іммобілізації дітей, яким важко залишатися нерухомими.

4. Іммобілізація для проведення специфічних обстежень:

Рентген голови: для стабілізації голови можна використовувати спеціальні пристрої, які називаються милиці.

Візуалізація хребта: часто потрібні спеціальні пристрої, щоб утримувати хребет на місці та запобігати його руху.

5. Особливі міркування :

Тривожні пацієнти: використання методів релаксації або присутність близької людини може допомогти.

Пацієнти зі специфічними захворюваннями: деякі пацієнти, наприклад, з нейродегенеративними захворюваннями, можуть потребувати індивідуальних підходів до іммобілізації.

6. Навчання та оновлення:

Технології та методики іммобілізації розвиваються. Медсестри повинні бути навчені новітнім методам і пристроям, щоб забезпечити безпечну та ефективну іммобілізацію.

Іммобілізація в радіології - це і мистецтво, і наука. Хоча технології відіграють вирішальну роль в отриманні чітких зображень, саме людський дотик, емпатія та досвід медсестри гарантують, що до кожного пацієнта ставляться з турботою та повагою. Ці методики та обладнання гарантують не лише якість зображень, але й добробут та безпеку пацієнта.

Особливі випадки : люди похилого віку, з інвалідністю або з іншими специфічними потребами

Радіологія, попри всю її технічність, - це, перш за все, людська справа. Кожен пацієнт, який переступає поріг відділення медичної візуалізації, приносить із собою унікальний набір потреб, очікувань і викликів. Радіологічні медсестри часто стикаються з особливими випадками, коли необхідний індивідуальний підхід. Давайте розглянемо ці делікатні ситуації та найкращі практики роботи з ними.

1. Пацієнти похилого віку:
Старіння населення ставить перед медичною візуалізацією власні виклики.
- **Обмежена мобільність:** для пересування пацієнта можуть знадобитися допоміжні засоби, такі як інвалідний візок або ходунки.
- **Деменція або сплутаність свідомості:** Спокійне спілкування, заспокійливі жести та іноді присутність родича можуть допомогти.
- **Підвищена чутливість:** люди похилого віку можуть бути більш чутливими до болю або дискомфорту, тому потребують додаткових подушок або підтримки.

2. Пацієнти з обмеженими можливостями:
Незалежно від того, чи є інвалідність фізичною або розумовою, кожен випадок потребує особливої уваги.
- **Фізичні вади:** може знадобитися адаптоване обладнання, наприклад, регульовані рентгенівські столи. Комунікація є ключовим фактором у визначенні конкретних потреб пацієнта.
- **Психічні розлади:** підхід має бути терплячим і емпатійним, з чіткими інструкціями. У деяких

випадках можна розглянути можливість легкої седації.

3. Пацієнти з особливими психологічними потребами:
Деякі пацієнти можуть мати сильну тривогу, фобії або інші психологічні потреби.

Методи релаксації: Такі методи, як глибоке дихання або відволікання, можуть допомогти.

Присутність коханої людини: наявність члена сім'ї або друга поруч може забезпечити додатковий комфорт.

Адаптоване середовище: у деяких центрах є тематичні або заспокійливі кімнати для візуалізації, щоб створити менш клінічну обстановку.

4. Пацієнти з імплантованими медичними виробами:
Кардіостимулятори, інсулінові насоси, кохлеарні імплантати... всі вони вимагають особливої підготовки та запобіжних заходів під час візуалізації.

Попередня перевірка: Перед будь-яким обстеженням важливо перевірити наявність імплантованих медичних пристроїв.

Регульовані налаштування: деяке обладнання для отримання зображень може потребувати налаштувань, щоб уникнути перешкод у роботі цих пристроїв.

Ключем до успішного ведення особливих випадків у радіології є гнучкість, комунікація та емпатія. Медичні сестри в радіології повинні бути навчені не тільки технічним аспектам своєї ролі, а й вирішальному значенню людяності в наданні допомоги. Зрештою, кожен пацієнт унікальний, і саме ця індивідуальність робить професію радіологічної медсестри такою цінною і корисною.

Розділ 11

ВИКЛИКИ РАДІОЛОГІЇ В ЦИФРОВУ ЕПОХУ

Телерадіологія:
переваги, виклики та етичні наслідки

Телерадіологія, що означає електронну передачу радіологічних зображень з одного місця в інше для консультації та інтерпретації, є важливим досягненням у галузі радіології. Вона дозволяє медичним працівникам долати географічні обмеження, покращувати доступ до лікування і швидше реагувати на потреби пацієнтів. Однак це також створює унікальні виклики та етичні наслідки. Розглянемо їх детальніше.

1. Переваги телерадіології:
    - **Ширший доступ:** лікарні та клініки у віддалених або недостатньо обслуговуваних районах можуть скористатися досвідом радіологів у великих центрах.
    - **Доступність 24/7:** Телерадіологія забезпечує постійне радіологічне покриття, особливо в неробочі години.
    - **Скорочення часу на виконання:** результати можуть бути отримані швидко, що скорочує час очікування пацієнта.
    - **Спеціалізація:** телерадіологія забезпечує доступ до вузьких спеціалістів у складних випадках.
2. Виклики телерадіології:
    - **Технологічні питання:** потреба в надійній інфраструктурі, достатній пропускній здатності та надійних системах безпеки.
    - **Якість зображення:** Переконайтеся, що якість переданого зображення є оптимальною для точної інтерпретації.
    - **Комунікація:** Підтримувати ефективну комунікацію між радіологами, радіологічними техніками та іншими медичними працівниками може бути складніше на відстані.

3. Етичні наслідки :

Конфіденційність та безпека даних : Захист даних пацієнтів має першорядне значення. Телерадіологічні системи повинні бути безпечними, щоб запобігти будь-якому ризику витоку даних.

Якість медичної допомоги: стандарти медичної допомоги повинні підтримуватися незалежно від того, де проводиться інтерпретація. Важливо переконатися, що телерадіологія не впливає на якість оцінки.

Відповідальність: Розподіл обов'язків між радіологом на місці та віддаленим радіологом має вирішальне значення.

Відносини з пацієнтом: В умовах телерадіології може бути складніше встановити прямі стосунки з пацієнтом, що може вплинути на сприйняття медичної допомоги.

Хоча телерадіологія є багатообіцяючим технологічним досягненням, до неї слід підходити з обережністю і старанністю. Вона дає можливість розширити доступ до медичної допомоги і забезпечити спеціалізовану експертизу там, де інакше вона могла б бути обмеженою. Однак це також вимагає підвищеної уваги до технічних деталей, якості лікування та етики. Для радіологічних медсестер та інших фахівців це означає залишатися поінформованими, адаптивними і завжди орієнтованими на пацієнта, навіть на відстані.

Безпека та конфіденційність даних у цифрову епоху

У цифрову епоху безпека та конфіденційність даних стали головними проблемами для багатьох галузей, і медицина не є винятком. Зі стрімким розвитком технологій системи охорони здоров'я впроваджують електронні медичні картки, телемедичні платформи та інші цифрові інструменти для підвищення ефективності надання медичної допомоги. Хоча ці інструменти пропонують багато переваг, вони також створюють проблеми, коли йдеться про захист конфіденційної інформації про пацієнтів. Давайте детальніше розглянемо наслідки цієї цифрової трансформації.

1. Зростання цифрової медицини :
    - **Електронні медичні картки:** централізація інформації для кращого моніторингу та швидшого прийняття рішень.
    - **Телемедицина:** дозволяє проводити дистанційні консультації, тим самим оптимізуючи доступ до медичної допомоги.
    - **Підключені медичні пристрої:** моніторинг у режимі реального часу та автоматичні сповіщення для пацієнтів і медичних працівників.
2. Переваги оцифрування :
    - **Ефективність:** Скорочення часу очікування, миттєвий доступ до інформації.
    - **Доступність:** полегшення доступу до файлів для різних медичних працівників.
    - **Інтероперабельність:** можливість інтеграції різних систем для отримання цілісного уявлення про пацієнта.
3. Цифрові ризики :
    - **Атаки та порушення:** Кіберзлочинці можуть атакувати системи охорони здоров'я, щоб отримати доступ до конфіденційних даних або вимагати викуп.
    - **Людський фактор:** помилки при введенні даних або неправильне поводження з ними можуть порушити цілісність даних.
    - **Технічні несправності:** апаратні або програмні збої можуть зробити дані недоступними.

4. Захист конфіденційності в цифрову епоху :

Надійні протоколи безпеки : Системи повинні бути обладнані брандмауерами, антивірусами та іншими засобами безпеки.

Навчання персоналу: забезпечення того, щоб кожен співробітник був обізнаний про ризики та знав, як захистити дані.

Регулярні оновлення: програмне забезпечення повинно регулярно оновлюватися для виправлення вразливостей.

Аудити та оцінки: Системи повинні регулярно оцінюватися для виявлення та виправлення потенційних недоліків.

5. Етичні міркування :

Інформована згода: Пацієнти повинні бути поінформовані та дати згоду на збір, зберігання та передачу своїх даних.

Прозорість: пацієнти повинні мати доступ до своєї інформації та знати, як вона використовується.

Відповідальність: У разі порушення організації повинні взяти на себе відповідальність за інформування зацікавлених сторін та вжиття коригувальних заходів.

Хоча цифрова епоха приносить значні покращення в наданні медичної допомоги, вона супроводжується власним набором викликів з точки зору безпеки та конфіденційності. Вкрай важливо, щоб медичні працівники, особливо ті, хто працює в радіології, були добре оснащені і навчені орієнтуватися в цьому складному ландшафті. Ключовим моментом є досягнення балансу між використанням переваг технологій і забезпеченням безпеки та конфіденційності пацієнтів.

Майбутні події :
Штучний інтелект та автоматизація

Оскільки технології продовжують розвиватися з шаленою швидкістю, медицина, і радіологія зокрема, стоять на порозі радикальної трансформації. Штучний інтелект (ШІ) та автоматизація лежать в основі цієї еволюції, обіцяючи підвищити точність діагностики, покращити ефективність та розширити межі можливого. Давайте подивимось на потенційні наслідки цих технологій для майбутнього радіології.

1. Штучний інтелект в радіології :
   - **Аналіз зображень:** ШІ можна навчити ідентифікувати та характеризувати аномалії на зображеннях, іноді з точністю, що перевищує або дорівнює точності людини-рентгенолога.
   - **Покращення зображення:** використання алгоритмів для покращення якості зображення, зменшення шуму та оптимізації параметрів зображення.
2. Переваги ШІ :
   - **Ефективність:** Скорочення часу, необхідного для аналізу зображень, що дозволяє пролікувати більше пацієнтів за менший час.
   - **Точність:** мінімізація людських помилок, зменшення кількості пропущених або неправильних діагнозів.
   - **Передбачуваність:** використання даних для прогнозування майбутніх ризиків або прогресування хвороби.
3. Виклики ШІ :
   - **Етика:** Хто несе відповідальність, якщо машина робить діагностичну помилку? Як ми можемо гарантувати, що ШІ використовується етично?

Навчання: Фахівці мають бути навчені не лише користуватися цими інструментами, але й розуміти їхні обмеження.

Вартість: створення передових систем штучного інтелекту може вимагати значних фінансових вкладень.

4. Автоматизація в радіології :

Робочий процес: автоматизуйте повторювані завдання, такі як сортування зображень, відстеження пацієнтів і керування записами на прийом.

Прогнозоване обслуговування: використання ШІ для прогнозування потреб в обслуговуванні обладнання, що дозволяє скоротити час простою.

5. Людино-машинна взаємодія :

Взаємодоповнюваність: ШІ існує не для того, щоб замінити радіологів, а для того, щоб доповнити їх, надаючи їм інструменти, які підвищують їхню здатність діагностувати і лікувати.

Довіра: Побудова довірчих відносин між медичними працівниками та автоматизованими системами має вирішальне значення для успішного впровадження.

Поява штучного інтелекту та автоматизації в радіології знаменує початок нової ери. Хоча ці технології пропонують незаперечні переваги з точки зору ефективності та точності, вони також піднімають етичні та практичні питання, до яких потрібно підходити з обережністю. Кінцевою метою є гармонізація людського досвіду з потужністю машини, створення майбутнього, в якому технології і людство працюють разом для надання медичної допомоги найвищої якості.

Розділ 12

ВЕДЕННЯ ПАЦІЄНТІВ З ОСОБЛИВИМИ ПОТРЕБАМИ

Пацієнти з когнітивними або фізичними порушеннями

Медична візуалізація є важливим етапом у лікуванні багатьох пацієнтів, але вона може становити особливі труднощі для людей з когнітивними або фізичними порушеннями. Такі пацієнти мають специфічні потреби, які потребують особливої уваги та управління, щоб забезпечити не лише якість лікування, але й їхню безпеку та комфорт під час рентгенівських обстежень.

1. Розуміння пацієнта:
    - **Демістифікація інвалідності:** підвищення обізнаності про різні типи інвалідності, як когнітивні (такі як деменція, аутизм, розумова відсталість), так і фізичні (такі як параліч, ампутації).
    - **Комунікація:** застосування методів спілкування, адаптованих до кожного пацієнта, зокрема, з використанням візуальних засобів або жестів.
2. Адаптація середовища :
    - **Планування:** Забезпечити легкий доступ до обладнання, особливо для пацієнтів в інвалідних візках.
    - **Комфорт:** створіть заспокійливе середовище, наприклад, використовуючи приглушене освітлення або тиху музику для тривожних або збуджених пацієнтів.
3. Специфічні методи візуалізації :
    - **Позиціонування:** Використовуйте спеціальні допоміжні засоби та методи позиціонування, щоб забезпечити чіткість зображення, гарантуючи при цьому комфорт пацієнта.
    - **Тривалість обстеження:** Передбачте можливість того, що певні обстеження можуть зайняти більше часу через особливі потреби пацієнта.

4. Безпека понад усе:

Нерухомість: Для пацієнтів, яким важко залишатися нерухомими, розгляньте можливість використання м'якого обладнання для іммобілізації або відволікаючих технік.

Моніторинг: Постійний моніторинг є дуже важливим, особливо якщо пацієнт може знімати медичні пристрої або пересуватися під час обстеження.

5. Роль опікуна:

Присутність: У багатьох випадках присутність знайомого доглядальника може бути корисною для заспокоєння і підтримки пацієнта.

Навчання: опікунів можна навчити простим технікам, які допоможуть розташувати пацієнта та заспокоїти його.

6. Після обстеження :

Дебрифінг: знайдіть час, щоб пояснити результати обстеження пацієнту та особі, яка його доглядає, простою, зрозумілою мовою.

Зворотній зв'язок: отримання відгуків від пацієнтів та опікунів для постійного покращення догляду.

Ведення пацієнтів з когнітивними або фізичними порушеннями в радіології вимагає цілісного, орієнтованого на пацієнта підходу. Розуміючи їхні потреби та адаптуючи середовище і методики, що використовуються, можна забезпечити позитивний досвід пацієнта при отриманні необхідних діагностичних зображень.

Радіологія наприкінці життя та паліативна допомога

Радіологія відіграє важливу роль навіть на останніх етапах життя пацієнта. Пацієнтам, які отримують паліативну допомогу, візуалізаційні дослідження можуть допомогти впоратися з болем, оцінити прогресування хвороби або просто поліпшити якість життя, що залишилася. Однак рішення про використання радіології в цьому контексті має прийматися виважено, збалансовуючи потенційні переваги з комфортом пацієнта.

1. Важливість комунікації :
    - **Діалог з медичною командою:** тісна співпраця між радіологами, онкологами, спеціалізованими медсестрами та іншими медичними працівниками має важливе значення для визначення найкращої стратегії візуалізації.
    - **Розмова з пацієнтом та його родиною:** розуміння побажань пацієнта, чітке пояснення переваг та недоліків кожного обстеження та повага до його рішень.
2. Вибір рентгенологічного дослідження:
    - **Актуальність:** Не всі обстеження є необхідними. Запити на візуалізацію повинні бути спрямовані на покращення комфорту пацієнта або відповідь на конкретне медичне питання.
    - **Мінімізуйте дискомфорт: обирайте** неінвазивні або менш дискомфортні методи, коли це можливо.
3. Управління болем і комфортом :
    - **Позиціонування:** Щоб зробити процес максимально комфортним, можна використовувати подушки, допоміжні засоби для позиціонування та інші пристосування.

- **Тривалість:** Якщо іспит буде тривалим, можуть знадобитися перерви, або може бути корисно розбити його на кілька коротких сесій.

4. Цілі візуалізаційних обстежень :
   - Лікування болю: **визначення** причини болю для більш ефективного лікування.
   - **Оцінка прогресування:** хоча паліативна допомога не має на меті вилікувати, іноді корисно знати, як розвивається хвороба, щоб скоригувати лікування.
   - **Планування лікування:** Допомога лікарям у плануванні втручань для покращення комфорту, наприклад, дренування випоту.

5. Етичні аспекти :
   - **Інформована згода: переконайтеся, що** пацієнт та/або його сім'я розуміють мету обстеження, його ризики та переваги.
   - **Повага до побажань пацієнтів:** деякі пацієнти можуть відмовитися від додаткових досліджень, і ці рішення слід поважати.

6. Підбиття підсумків іспиту :
   - **Повідомлення результатів:** результати слід повідомляти швидко і в емпатичній манері, враховуючи емоційний стан пацієнта та його родини.
   - **Психологічна підтримка:** Після отримання результатів можуть знадобитися сеанси підтримки або направлення до консультантів.

Радіологія наприкінці життя і в контексті паліативної допомоги - це виклик, який вимагає поєднання медичних, етичних і людських навичок. Хоча головною метою є покращення якості життя пацієнта, повага, співчуття і відкрите спілкування є важливими для орієнтації в цій делікатній галузі медицини.

Належна комунікація та пацієнтоорієнтований підхід

У радіології, як і в інших галузях медицини, комунікація є важливим елементом забезпечення ефективного та чуйного догляду за пацієнтами. Кожен пацієнт унікальний, зі своїми проблемами, історією хвороби, потребами та побажаннями. Тому прийняття відповідної комунікації та орієнтованого на пацієнта підходу є життєво важливим для забезпечення позитивного досвіду та якісного лікування.

1. Слухай, перш ніж говорити:
    - **Важливість активного слухання:** розуміння проблем, потреб та очікувань пацієнта шляхом уважного вислуховування.
    - **Відкриті запитання:** Заохочуйте пацієнтів ділитися своїми думками та почуттями, ставлячи відкриті запитання.
2. Адаптація мови :
    - **Простота:** уникайте медичного жаргону і пояснюйте технічні терміни просто і зрозуміло.
    - **Роз'яснення:** переконайтеся, що пацієнт зрозумів надану інформацію, попросивши його перефразувати її або висловити будь-які запитання, які у нього можуть виникнути.
3. Розуміння людини, яка стоїть за пацієнтом:
    - **Історія хвороби:** розуміння медичного контексту для адаптації допомоги.
    - **Емоційний стан:** розпізнавання тривоги, страху чи інших емоцій та надання відповідної підтримки.
4. Невербальне спілкування :
    - **Мова тіла:** усвідомлення власних жестів і поз, а також жестів і поз пацієнта.

Зоровий контакт: підтримувати належний зоровий контакт, щоб продемонструвати увагу та присутність.
5. Поставити пацієнта в центр прийняття рішень :
   Інформована згода: надання всієї інформації, необхідної для прийняття пацієнтом поінформованого рішення.
   Активна участь: заохочуйте пацієнтів брати активну участь у лікуванні, ставлячи запитання та висловлюючи свої побажання.
6. Культура та розмаїття :
   Культурна обізнаність: Повага та розуміння різних культурних вірувань, цінностей та практик.
   Перекладачі: Використовуйте перекладачів, коли це необхідно для подолання мовного бар'єру.
7. Вирішення складних ситуацій :
   Погані новини: Використовуйте емпатичний і прозорий підхід, повідомляючи неприємні новини.
   Опір або відмова: Зрозумійте причини негативних реакцій пацієнта і запропонуйте альтернативи або додаткові пояснення.
8. Розумне використання технологій :
   Телемедицина: надання дистанційних консультацій зі збереженням високого рівня комунікації та емпатії.
   Електронна документація: Переконайтеся, що введення даних не заважає спілкуванню віч-на-віч.

Ефективна комунікація та пацієнтоорієнтований підхід у радіології - це більше, ніж просто передача інформації. Йдеться про встановлення довірчих відносин, повагу до гідності пацієнтів і визнання їхніх прав як особистостей. Ставлячи пацієнта в центр процесу лікування, медичні працівники можуть запропонувати оптимальний догляд, одночасно підвищуючи задоволеність і благополуччя пацієнта.

Розділ 13

АДАПТАЦІЯ ДО НІЧНОГО ЖИТТЯ: РОБОТА ВАХТОВИМ МЕТОДОМ ТА ЕКСТРЕНОЇ РАДІОЛОГІЇ

Виклики та переваги позмінна робота

Позмінна робота поширена в багатьох галузях, особливо в медицині, де догляд за пацієнтами повинен надаватися 24 години на добу, 7 днів на тиждень. Такий графік роботи має певні переваги та виклики як для медичних працівників, так і для закладів охорони здоров'я. Давайте розглянемо їх більш детально.

Виклики робочих змін :
- **Порушення циркадного ритму:** наш організм налаштований на природний 24-годинний ритм, і будь-який зсув цього ритму може порушити сон, настрій і загальне самопочуття.
- **Вплив на здоров'я:** нічна робота може збільшити ризик хронічних захворювань, таких як серцево-судинні захворювання, діабет і ожиріння.
- **Втома і сонливість:** робота в ненормований робочий день може призвести до підвищеної втоми, що потенційно може знизити пильність і здатність приймати швидкі рішення.
- **Соціальне та сімейне життя:** ненормований робочий день може ускладнити планування соціальної та сімейної діяльності, що призводить до відчуття ізоляції.
- **Професійні ризики:** Робота вночі або рано вранці може бути пов'язана зі зменшенням доступних ресурсів, що може збільшити стрес і ризик помилок.

Переваги роботи по змінах:
- **Доплати за роботу вночі та на вихідних:** Багато закладів пропонують фінансову компенсацію за години, відпрацьовані в нічні зміни.
- **Гнучкість:** деякі професіонали цінують можливість керувати своїм вільним часом

протягом тижня, уникаючи натовпу і звільняючи час для особистих зобов'язань.

Менше трафіку: добиратися на роботу в нетрадиційний час часто означає уникати заторів на дорогах.

Згуртованість команди: нічні та вихідні команди часто розвивають сильне почуття згуртованості через унікальний характер їхньої роботи.

Професійні можливості: робочі зміни можуть запропонувати більше можливостей для навчання та професійного зростання, оскільки вам, можливо, доведеться взяти на себе більше відповідальності за відсутності адміністративного персоналу.

Незважаючи на те, що позмінна робота створює беззаперечні виклики, вона також пропонує переваги, які можуть бути дуже привабливими для деяких фахівців. Запорукою успіху такого способу роботи є розуміння та управління потенційним впливом на здоров'я і благополуччя, а також використання позитивних аспектів як для кар'єри, так і для особистого життя. Відкрите спілкування з колегами, керівництвом і сім'єю також має важливе значення для успішної навігації в цьому унікальному професійному ландшафті.

Поради щодо управління циркадним ритмом

Коли ми працюємо позмінно, як це часто буває в радіології та інших медичних галузях, наш циркадний ритм - внутрішній біологічний годинник, який регулює багато функцій нашого організму, - може бути порушений. Тому правильне управління циркадним ритмом має важливе значення для підтримки міцного здоров'я, максимальної бадьорості та оптимальної якості життя. Ось кілька порад про те, як найкраще керувати своїм циркадним ритмом під час змінної роботи:

- Створіть ідеальне середовище для сну:

    Затемніть спальню: Використовуйте непрозорі штори, щоб заблокувати денне світло.

    Мінімізуйте шум: Подумайте про використання берушей або апарату білого шуму для маскування зовнішнього шуму.

    Підтримуйте в кімнаті прохолоду: трохи прохолодніша температура сприяє кращому сну.

    Дотримуйтесь режиму: навіть якщо ви працюєте позмінно, намагайтеся, наскільки це можливо, лягати спати і вставати в один і той самий час щодня.
- Вплив світла :

    Перед нічною зміною: Намагайтеся потрапляти на яскраве світло, яке може допомогти вашому організму сигналізувати, що час прокидатися.

    Після нічної зміни: Зменшіть вплив яскравого світла, особливо синього світла від екранів, щоб дати сигнал організму, що настав час відпочити.
- Відповідна їжа :

    Їжте легку їжу на ніч: Уникайте важкої або багатої на кофеїн їжі під час зміни.

    Залишайтеся гідратованими: Вживання достатньої кількості води допоможе вам залишатися бадьорими.

    Робіть активні перерви: якщо ви відчуваєте сонливість під час зміни, знайдіть хвилинку, щоб потягнутися, прогулятися або попрактикуватися в глибокому диханні.

Обмежте кофеїн: якщо вам потрібно вживати кофеїн, щоб не заснути, спробуйте обмежити його вживання на початку зміни, щоб не вплинути на ваш сон після неї.

Стратегічний сон: Короткий сон перед початком зміни може допомогти підвищити пильність. Однак обмежте його до 20-30 хвилин, щоб уникнути сонливості.

Проконсультуйтеся з фахівцем зі сну: Якщо у вас є постійні труднощі зі сном або неспанням під час зміни, можливо, варто проконсультуватися з фахівцем зі сну.

Уникайте частої зміни: якщо можливо, намагайтеся дотримуватися регулярного робочого графіка, а не постійно змінювати зміни.

Плануйте дні відпочинку: після низки нічних змін дайте собі день відпочинку, щоб організм міг перелаштуватися на нормальний графік.

Керувати своїм циркадним ритмом під час змінної роботи - непросте завдання, але за допомогою правильного планування та стратегій ви можете мінімізувати негативний вплив на своє здоров'я та самопочуття.

Специфіка екстреної радіології

Радіологія, як дисципліна, протягом багатьох років зазнала значного розвитку, охоплюючи різноманітні процедури та візуалізації. Однак, серед багатьох піддисциплін радіології, невідкладна радіологія займає унікальне становище, перебуваючи на перехресті між передовими технологіями та найбільш критичними медичними ситуаціями.

Що таке екстрена радіологія?
Невідкладна радіологія спеціалізується на швидкій і точній інтерпретації зображень для пацієнтів у невідкладних ситуаціях. Ці ситуації можуть варіюватися від раптових спортивних травм до автомобільних аварій та гострих медичних ускладнень.

Важливість швидкості :

Швидка діагностика: Однією з головних функцій невідкладної радіології є швидка діагностика для полегшення негайного лікування.

Оптимізація робочого процесу: У службі екстреної допомоги кожна хвилина на рахунку. Можливість швидко отримати та інтерпретувати зображення має вирішальне значення.

Складність кейсів :
Радіологи невідкладної допомоги часто стикаються з більш складними випадками, ніж фахівці інших спеціальностей, оскільки пацієнти можуть мати численні травми або гострі захворювання.

Міждисциплінарна співпраця:
Невідкладна радіологія вимагає тісної співпраці з іншими спеціалістами, такими як лікарі швидкої допомоги, травматологи, неврологи та інші.

Передові технології :
Відділення невідкладної допомоги часто оснащені найсучаснішими технологіями візуалізації, оскільки точна діагностика має важливе значення в цих критичних ситуаціях.

Спеціалізоване навчання :
Багато радіологів вирішують пройти додаткове навчання, щоб спеціалізуватися на невідкладній радіології, зосереджуючись на конкретних навичках,

необхідних для точної інтерпретації зображень в екстрених ситуаціях.

Емоційні виклики :
Екстрена ситуація може бути стресовою не лише для пацієнтів та їхніх родин, але й для медичного персоналу. Радіологам невідкладної допомоги часто доводиться працювати в напруженій обстановці, зберігаючи при цьому спокій і зосередженість.

Постійні інновації:
Дослідження і розробки в галузі невідкладної радіології не припиняються. Регулярно з'являються нові методики і технології, що пропонують більш ефективні методи діагностики та лікування пацієнтів в екстрених ситуаціях.

Невідкладна радіологія - це життєво важлива і динамічна піддисципліна радіології, що поєднує в собі медичні знання, передові технології та навички управління невідкладними станами. Фахівці, які працюють у цій галузі, відіграють важливу роль у наданні допомоги пацієнтам у найкритичніші моменти їхнього життя.

Розділ 14

ВАЖЛИВІСТЬ СКРИНІНГУ В РАДІОЛОГІЇ

Поширені методи скринінгу: мамографія, кісткова денситометрія тощо.

Скринінг є невід'ємною частиною медичної профілактики. Це мистецтво і наука виявлення захворювань або відхилень від норми ще до появи симптомів, що дозволяє вжити ранніх і часто більш ефективних заходів. У галузі радіології для скринінгу різних станів зазвичай використовують низку методів. Розглянемо деякі з цих методів та їхнє значення.

- Мамографія:
    - **Визначення:** Мамографія - це метод радіологічної візуалізації, який використовує рентгенівські промені для візуалізації внутрішньої частини молочних залоз.
    - **Показання:** в основному використовується для скринінгу раку молочної залози.
    - **Переваги:** цей метод дозволяє виявити пухлини до того, як вони стануть пальпуватися або з'являться інші симптоми.
    - **Цифрова мамографія в порівнянні з аналоговою:** Цифрова мамографія дозволяє більш точний перегляд і електронні маніпуляції з зображеннями.
- Кісткова денситометрія:
    - **Визначення:** Також відомий як остеоденситометрія, він вимірює мінеральну щільність кісткової тканини.
    - **Показання:** використовується для скринінгу остеопорозу та оцінки ризику переломів.
    - **Принцип:** ця методика використовує рентгенівські промені для отримання

зображень кісток, зазвичай хребта, стегна або зап'ястя.

Ультразвук:

Визначення: УЗД використовує звукові хвилі для отримання зображень внутрішніх органів тіла.

Показання: часто використовується для скринінгу гінекологічних, акушерських і серцевих захворювань.

Переваги: неінвазивний, без іонізуючого випромінювання, безпечний навіть під час вагітності.

Низькодозовий сканер для скринінгу раку легенів:

Визначення: Це метод комп'ютерної томографії, який використовує низьку дозу опромінення для візуалізації легень.

Показання: Для курців зі значним стажем або тих, хто курить протягом тривалого часу, цей метод дозволяє виявити рак легенів на ранніх стадіях.

Віртуальна колонографія :

Визначення: Використовує комп'ютерну томографію для отримання детальних зображень товстої кишки.

Показання: Скринінг на рак товстої кишки та поліпи.

Переваги: неінвазивний і часто використовується як альтернатива традиційній колоноскопії.

МРТ всього тіла:

Визначення: Магнітно-резонансна томографія всього тіла дає повне уявлення про тіло без використання рентгенівського випромінювання.

Показання: Незважаючи на суперечливість, деякі люди обирають цей метод для комплексної оцінки, особливо якщо є сімейний анамнез захворювання.

Радіологія відіграє ключову роль у скринінгу багатьох захворювань, забезпечуючи раннє виявлення та краще управління здоров'ям. Важливо, щоб медичні працівники та пацієнти розуміли ці методи та їхню важливість, забезпечуючи проактивний підхід до здоров'я.

Комунікація та управління тривогою пацієнта

Незважаючи на свою важливість для сучасної медицини, радіологія часто може бути джерелом тривоги для багатьох пацієнтів. Невідомість, шум апаратів, відчуття замкненості в апараті МРТ або просто очікування результатів можуть викликати справжній дистрес. Для радіологічної медсестри спілкування має вирішальне значення не лише для ефективності процедур, але й для благополуччя пацієнта.

Розуміння тривоги пацієнта :
Причини тривоги: Страхи можуть бути викликані фізичним дискомфортом, невідомістю, опроміненням або очікуванням результатів.
Загальні симптоми: Пітливість, тремтіння, запаморочення, нудота або навіть повна паніка.
Налагодження відкритої комунікації:
Перший контакт: позитивне, заспокійливе перше враження може заспокоїти пацієнта.

Активне слухання: показати пацієнтам, що їхні проблеми почуті і сприймаються серйозно.

Використовуйте зрозумілу мову: уникайте медичного жаргону, де це можливо, і надавайте прості пояснення процедури.

Техніки релаксації :

Глибоке дихання: проста, але ефективна техніка для заспокоєння нервової системи.

Заспокійлива музика або звук: Деякі центри пропонують навушники з розслаблюючою музикою під час процедур.

Візуалізація: Заохочуйте пацієнта уявити заспокійливе місце або ситуацію.

Передбачення потреб пацієнта:

Позиціонування: Перед початком роботи переконайтеся, що пацієнту максимально зручно.

Заспокоєння щодо тривалості: інформування пацієнта про ймовірну тривалість процедури може допомогти зменшити занепокоєння.

Управління особливими ситуаціями :

Клаустрофобія: пацієнтам зі страхом замкненого простору може знадобитися коригування або навіть легке заспокоєння.

Діти: Використовуйте методи, адаптовані для дітей, наприклад, іграшки або книжки, щоб відволікти їхню увагу.

Зворотній зв'язок після процедури:

Заспокойте пацієнта: навіть якщо результати не будуть негайними, скажіть пацієнту, коли він може очікувати на відповідь.

Надання порад після процедури: деякі пацієнти можуть відчувати легкі побічні ефекти після таких процедур, як сканування з контрастним підсиленням.

Безперервна освіта :

- **Семінари та тренінги:** будьте в курсі найновіших методів комунікації та управління тривогою.
- **Відгуки пацієнтів:** Заохочуйте зворотній зв'язок для постійного вдосконалення.

Управління тривогою пацієнта в радіології виходить далеко за межі простого отримання зображення. Це тонкий баланс між технологіями та людяністю, що вимагає поєднання технічних і міжособистісних навичок. Ставлячи благополуччя пацієнта в центр своєї місії, радіологічні медсестри відіграють важливу роль в успіху радіологічних процедур і поліпшенні догляду за пацієнтами.

Вирішальна роль медсестри у моніторингу пацієнтів

Щодня мільйони людей по всьому світу потрапляють до радіологічних відділень, сподіваючись на чіткий діагноз, лікування або краще розуміння свого стану. У той час як лікар-рентгенолог інтерпретує знімки, медсестра є опорою, яка підтримує пацієнта протягом усього процесу. Роль медсестри у спостереженні за радіологічними пацієнтами є одночасно делікатною і важливою.

- Попередня процедура: підготовка та оцінка
  - **Медичне обстеження:** історія хвороби, алергія, поточний прийом ліків і будь-які протипоказання до процедури.

- **Інформування пацієнтів:** пояснення процедури, ризиків та переваг, а також відповіді на будь-які запитання.
- **Інформована згода:** Переконатися, що пацієнт розуміє і погоджується на процедуру.

Підтримка під час процедури
- **Емоційна підтримка:** заспокоєння пацієнта, пропозиція заспокійливої присутності та налагодження відкритого спілкування.
- **Клінічний моніторинг: спостереження за** життєво важливими показниками, виявлення відхилень та швидке реагування у разі виникнення ускладнень.
- **Введення ліків:** Залежно від процедури, може знадобитися введення наркотиків, заспокійливих або контрастних речовин.

Після процедури: спостереження та догляд
- **Поточний моніторинг:** моніторинг побічних ефектів або ускладнень після процедури.
- **Поради після процедури:** Проінформуйте пацієнта про будь-які обмеження, необхідні ліки або догляд.
- **Координація з медичною командою:** забезпечення плавного переходу до інших спеціальностей або послуг у разі необхідності.

Довгостроковий моніторинг
- **Нагадування:** Слідкуйте за пацієнтами для подальших обстежень, втручань або планових перевірок.
- **Безперервна освіта:** допомога пацієнтам у розумінні результатів дослідження та прийнятті обґрунтованих рішень щодо лікування.

Психологічна підтримка: деякі результати можуть засмучувати. Медсестра часто пропонує емоційну підтримку, скеровуючи пацієнта до ресурсів або спеціалістів, якщо це необхідно.

- Роль посередника

  Комунікація: виступати сполучною ланкою між пацієнтом і радіологом, перекладати медичні терміни та проблеми пацієнта.

  Перенаправлення: скерування пацієнтів до інших спеціалістів або ресурсів відповідно до їхніх потреб.

- Безперервне навчання та професійний розвиток

  Оновлення навичок: світ радіології швидко змінюється. Медсестри повинні бути в курсі передового досвіду.

  Участь у дослідженнях: деякі медсестри беруть участь або проводять дослідження для покращення догляду за пацієнтами в радіології.

Медична сестра в радіології - це не просто технічний працівник чи асистент; вона - серце, що б'ється в добре змащеній машині, присвяченій здоров'ю та благополуччю пацієнтів. Поєднуючи передові клінічні навички з глибокою емпатією, вона гарантує, що до кожного пацієнта ставляться з повагою, турботою та досвідом. У метушні радіологічного відділення роль медичної сестри в догляді за пацієнтами є надзвичайно важливою.

Розділ 15

ПЛАНУВАННЯ КАР'ЄРИ ТА ПРОФЕСІЙНІ ПЕРЕХОДИ

Розвиток кар'єри в галузі радіології

Радіологія - це динамічна галузь медицини, що поєднує в собі передові клінічні навички з технологічними досягненнями, які постійно розвиваються. Для тих, хто тільки починає працювати в цій галузі, можливості для прогресу і розвитку є широкими і різноманітними.

- Початок кар'єри: технік з радіології
  - **Початкова підготовка:** отримати диплом або сертифікат визнаної школи радіологічних технологій.
  - **Початкові обов'язки:** асистування рентгенологам, проведення базових рентгенівських знімків, ознайомлення з обладнанням та протоколами безпеки.
- Спеціалізація
  - **УЗД, мамографія, МРТ, КТ:** кожен з цих методів візуалізації вимагає спеціальної підготовки і пропонує різні можливості.
  - **Інтервенційна радіологія:** поєднання хірургічних та візуалізаційних методів для таких процедур, як біопсія або катетеризація.
- Медсестра, що спеціалізується на радіології
  - **Поглиблена роль:** управління доглядом за пацієнтами, введення ліків та контрастних речовин, тісна співпраця з радіологами.
- Керівник або лідер команди
  - **Управління командою:** нагляд за технічним персоналом, управління графіками, забезпечення постійного навчання.
  - **Взаємодія з іншими відділами:** співпраця з хірургами, онкологами та іншими спеціалістами для оптимізації догляду за пацієнтами.

Менеджер або адміністратор радіології

Оперативне управління: управління бюджетом, обладнанням та технічним обслуговуванням, а також забезпечення загальної ефективності роботи відділу.

Відносини з постачальниками: вибір та переговори з постачальниками обладнання та програмного забезпечення.

Тренер або викладач з радіології

Школи радіологічних технологій: підготовка наступного покоління технічного персоналу та професіоналів.

Лектор або спікер: Ділитися досвідом на конференціях або спеціалізованих семінарах.

Радіолог-дослідник

Клінічні дослідження: вивчення нових методик, вдосконалення існуючих протоколів або технологічних інновацій.

Співпраця: співпраця з університетами, лабораторіями та промисловістю для розвитку галузі.

Консультант з радіології

Консалтинг: допомога лікарням, клінікам та підприємствам в оптимізації радіологічних послуг.

Оцінка технологій: тестування та надання рекомендацій щодо нового обладнання або програмного забезпечення.

Технологічні та цифрові розробки

Телерадіологія: дистанційне зчитування та інтерпретація зображень.

Штучний інтелект: співпраця з інженерами для розробки інструментів, що допомагають читати та перекладати.

- Повертаємося до школи
- **Отримайте спеціалізацію або докторат:** поглибте свої навички або займіться дослідженнями.
- **Постійне навчання:** бути в курсі останніх подій у цій галузі.

Розвиток кар'єри в радіології настільки ж різноманітний, наскільки і захоплюючий. Незалежно від того, чи ви вирішите спеціалізуватися в певній галузі, чи перейдете в управління, викладання або дослідження, можливості величезні і дозволяють кожному побудувати свій власний професійний шлях.

Міркування для медсестер, які планують перейти на іншу роботу на інші спеціальності або ролі

Кар'єра медсестри часто позначена низкою переходів і змін, зумовлених особистими прагненнями, професійними можливостями або просто бажанням змін. Рішення про перехід на іншу спеціальність або роль може бути складним, але комплексним рішенням. Ось кілька ключових міркувань, які допоможуть вам на цьому шляху.

- Самодіагностика та самоаналіз
  - **Мотивація: Що** рухає вашим прагненням до змін? Ви шукаєте нових викликів, кращої якості життя чи маєте конкретні кар'єрні амбіції?
  - **Навички та компетенції:** Які ваші сильні та слабкі сторони? Як вони співвідносяться з вимогами нової ролі чи спеціальності?
- Інформація про нову спеціальність/роль

Обов'язки та завдання: що передбачає ця нова роль на практиці? Яким буде ваш типовий день?

Навчання та кваліфікація: Який рівень підготовки потрібен? Чи потрібні якісь особливі кваліфікації?

Практичні міркування

Вплив на ваше особисте життя: чи вимагатиме від вас нова роль працювати довше або за графіком? Як це вплине на ваш баланс між роботою та особистим життям?

Фінансові перспективи: Чи є якісь фінансові наслідки з точки зору заробітної плати, навчання або інших супутніх витрат?

Навчання та підготовка

Курси та кваліфікації: дізнайтеся більше про доступні навчальні програми та курси.

Стажування та наставництво: Стажування або наставництво в новій сфері може дати цінний досвід та практичні знання.

Нетворкінг

Поговоріть з професіоналами: Поговоріть з людьми, які вже працюють за спеціальністю або на посаді, на яку ви претендуєте. Їхні відгуки можуть бути безцінними.

Відвідування семінарів та конференцій: ці заходи можуть надати можливості для навчання та налагодження контактів.

Вплив на довгострокову кар'єру

Можливості розвитку: Як цей перехід вплине на вашу кар'єру в довгостроковій перспективі? Чи відкриє він двері до інших ролей або спеціальностей?

- **Відповідність особистим цілям:** Чи відповідає цей перехід вашим довгостроковим прагненням?

Психологічна та емоційна підготовка
- **Управління невизначеністю:** Будь-які зміни пов'язані з певною мірою невизначеності. Чи готові ви впоратися з викликами та моментами дискомфорту, які можуть виникнути?
- **Впевненість у собі:** Виховання впевненості у своїх навичках і здатності адаптуватися має вирішальне значення для успішного переходу.

Зворотній зв'язок та оцінка
- **Шукайте зворотний зв'язок:** Після початку переходу регулярно шукайте зворотний зв'язок, який допоможе вам вдосконалюватися.
- **Особиста оцінка:** знайдіть час, щоб поміркувати над тим, що працює, а що потребує коригування.

Перехід до нової спеціальності або іншої ролі медсестри - це подорож, яка вимагає роздумів, підготовки та адаптації. Кожен етап, від початкового вибору до інтеграції в нову роль, є можливістю для навчання та особистісного і професійного зростання.

Вихід на пенсію та завершення кар'єри: роздуми та підготовка

Перспектива виходу на пенсію після відданої кар'єри радіологічної медсестри часто викликає цілу низку емоцій: від хвилювання до ностальгії, не кажучи вже про певну частку побоювання. Підготовка до цього нового етапу життя вимагає не менше уваги, роздумів і підготовки, ніж на початку або в середині кар'єри. Пропонуємо вам посібник, який допоможе подолати цей перехід усвідомлено та спокійно.

Поінформованість та передбачення
  Роздуми про вихід на пенсію: Що для вас означає вихід на пенсію? Це час для відпочинку, час для інших захоплень чи поєднання того й іншого?
  Фінансове планування: оцініть свої заощадження, інвестиції та медичне страхування. Порадьтеся з фінансовим консультантом для оптимального планування.

Здоров'я та благополуччя
  Медичне обстеження: Проведіть повну перевірку стану здоров'я, щоб виявити та запобігти будь-яким проблемам зі здоров'ям.
  Фізична активність і харчування: Ведіть здоровий спосіб життя, щоб отримати максимум користі від цього нового етапу.

Нові горизонти та пристрасті
  Дозвілля та хобі: Це час для вивчення діяльності, яку раніше не дозволяв час або професійні обов'язки.
  Залучення громади: Подумайте про те, щоб віддячити, чи то через волонтерство, чи то через інші форми участі.

Емоції та психологічна підтримка
  Керування емоціями: Вихід на пенсію - це важливий крок, який може викликати меланхолію або тривогу. Подумайте про те, щоб звернутися за професійною допомогою, щоб впоратися з цими емоціями.

- **Спілкування з пенсіонерами:** поговоріть з колегами, які вже вийшли на пенсію, щоб отримати поради та поділитися досвідом.

Безперервна освіта та навчання

- **Курси та семінари: вихід на** пенсію дає можливість вчитися і розвивати нові навички, як для задоволення, так і для професійної перепідготовки.

Подорожі та дослідження

- **Відкривайте світ:** якщо дозволяють умови, подумайте про подорожі, щоб відкрити для себе нові культури та ландшафти.
- **Освітні поїздки : Візьміть** участь в організованих поїздках на певні теми, щоб поєднати розваги та навчання.

Повертаючись до професії

- **Наставництво та коучинг:** використовуйте свій досвід, щоб направляти та консультувати молодих спеціалістів.
- **Консультації на неповний робочий день:** Якщо ви не готові повністю покинути професійний світ, розгляньте можливість роботи консультантом або викладачем на неповний робочий день.

Підбиваємо підсумки та ділимося досвідом

- **Писати або вести блог:** Подумайте про те, щоб поділитися своїм досвідом і думками в письмовій формі - у книзі, блозі або статтях.

Вихід на пенсію - це час відродження, досліджень і самопізнання. За умови ретельної підготовки він може стати одним із найкорисніших і найприємніших періодів у житті.

Розділ 16

УПРАВЛІННЯ ДОЗОЮ ОПРОМІНЕННЯ: БЕЗПЕКА ТА ОСВІТА

Важливість мінімізації дози

Радіологія є захоплюючою і важливою частиною сучасної медицини, але вона пов'язана з власними викликами, особливо коли мова йде про радіаційне опромінення. Хоча технологічний прогрес значно знизив ризики, пов'язані з медичною візуалізацією, важливість мінімізації дози опромінення, яку отримує пацієнт, залишається першочерговою. Ось чому.

- Зниження ризиків для пацієнта:
  - **Стохастичні ефекти:** опромінення може збільшити ризик розвитку раку. Хоча ризик, пов'язаний з одним обстеженням, низький, він не дорівнює нулю.
  - **Детерміновані ефекти:** Високі дози можуть спричинити пряме пошкодження тканин, наприклад, опіки або виразки.
- Захист медичного персоналу:
  - Персонал, який регулярно працює з радіологічним обладнанням, також зазнає впливу радіації. Мінімізація дози опромінення має важливе значення для захисту їхнього здоров'я в довгостроковій перспективі.
- Хороша медична практика:
  - Принцип ALARA ("As Low As Reasonably Achievable" - "настільки низький, наскільки це можливо") широко застосовується в радіології. Він наполягає на тому, що будь-який вплив радіації повинен бути виправданим і настільки низьким, наскільки це розумно досяжно.
  - Обґрунтування процедури означає, що користь для пацієнта переважає потенційні ризики.

Діти та вразливі групи населення:
   Діти більш чутливі до радіації, ніж дорослі. Їхні клітини швидко діляться, що робить їх більш вразливими. Крім того, у них довше життя, що збільшує ризик розвитку раку після опромінення.
   Певні групи, такі як вагітні жінки, також потребують особливої уваги з точки зору радіаційного захисту.
Ефективність діагностики :
   Мінімізація дози не означає погіршення якості зображення. Завдяки сучасним технологіям можна отримати високоякісні зображення зі зменшеною дозою опромінення.
Довіра пацієнта :
   Інформування пацієнтів про заходи, що вживаються для мінімізації їхнього опромінення, підвищує їхню довіру до медичної допомоги, яку вони отримують.
Етична та юридична відповідальність:
   Медичні працівники мають етичний обов'язок не нашкодити ("primum non nocere"). Вони також зобов'язані за законом дотримуватися стандартів радіаційного захисту.

Мінімізація дози лежить в основі сучасної радіології. Вона відображає постійну прихильність до безпеки пацієнтів, якості лікування та професійної досконалості. Оскільки технології продовжують розвиватися, вкрай важливо, щоб фахівці залишалися пильними та поінформованими, щоб забезпечити благополуччя всіх учасників процесу.

Методи радіаційного захисту для пацієнтів та фахівців

Радіаційний захист є важливим компонентом радіологічної практики. Він спрямований на захист як пацієнтів, так і медичних працівників від потенційно шкідливого впливу іонізуючого випромінювання. У сфері, де опромінення є щоденною необхідністю, застосування ефективних методів радіаційного захисту є не лише етичним, але й юридичним обов'язком.

1. Для пацієнта:
- **Обґрунтування обстеження:** Перед проведенням радіологічного обстеження важливо переконатися, що воно є обґрунтованим з медичної точки зору. Це передбачає зважування потенційної користі та ризиків, пов'язаних з опроміненням.
- **Оптимізація дози:** для отримання якісного діагностичного зображення використовуйте найнижчі можливі налаштування. Сучасні апарати мають параметри, які автоматично адаптують дозу відповідно до віку, розміру та анатомічної області.
- **Захист від свинцю:** Використовуйте свинцеві щитки, фартухи та коміри для захисту чутливих зон, які не потребують опромінення.
- **Уникайте непотрібних рентгенівських знімків:** не робіть повторні рентгенівські знімки без крайньої необхідності.
- **Комунікація:** інформування пацієнтів про ризики та переваги, а також отримання їхньої інформованої згоди.

2. Для професіоналів:
- **Відстань :** Кількість отриманого випромінювання обернено пропорційна квадрату відстані. Іншими словами, чим далі ви знаходитесь від джерела, тим менше випромінювання ви отримуєте.

Екранування: Використовуйте свинцеві екрани або кабіни, щоб захистити себе під час опромінення.

Час опромінення: мінімізуйте час, проведений біля джерела радіації. Кожна секунда на рахунку.

Особистий захист: Завжди носіть свинцевий фартух, захисні окуляри та інші засоби індивідуального захисту під час роботи поблизу джерел випромінювання.

Моніторинг: Носіть індивідуальні дозиметри для моніторингу та реєстрації сукупного опромінення.

Навчання: Переконайтеся, що ви регулярно проходите навчання та отримуєте інформацію про найкращі практики радіаційного захисту.

Обслуговування обладнання: Забезпечення регулярної перевірки та технічного обслуговування всього обладнання, щоб гарантувати його оптимальну та безпечну роботу.

Робочі протоколи: Майте чіткі протоколи проведення обстежень, щоб максимально обмежити радіаційне опромінення.

Радіаційний захист - це постійна робота, спрямована на забезпечення безпеки пацієнтів і професіоналів. Він вимагає постійної обізнаності, безперервного навчання та регулярного оновлення знань і навичок. Зрештою, це баланс між забезпеченням якісного догляду за пацієнтами та мінімізацією ризиків, пов'язаних з радіаційним опроміненням.

Інформування пацієнтів про ризики та переваги делістингу

Пацієнти часто відчувають занепокоєння перед проходженням обстежень з використанням випромінювання, головним чином через побоювання щодо ризиків для здоров'я. Як медичний працівник, ви несете відповідальність за інформування та навчання пацієнтів, пропонуючи їм чіткі пояснення та відповідаючи на будь-які питання, які вони можуть мати. Це допоможе зменшити занепокоєння пацієнта і заручитися його підтримкою під час обстеження.

1. Вступ до радіації
    - **Визначення:** Просто поясніть, що таке радіація і як вона взаємодіє з організмом.
    - **Типи випромінювання:** Розрізняють іонізуюче випромінювання (наприклад, рентгенівські промені) та неіонізуюче випромінювання (наприклад, ультразвук).
2. Переваги радіації в медицині
    - **Точна діагностика:** променева діагностика надає детальні зображення внутрішніх частин тіла, що полегшує виявлення широкого спектру патологій.
    - **Терапевтичні втручання:** У певних ситуаціях, таких як радіотерапія, випромінювання використовується для лікування захворювань.
    - **Менш інвазивні:** багато радіологічних обстежень дозволяють уникнути необхідності в більш інвазивних процедурах.
3. Ризики, пов'язані з радіацією
    - **Накопичене опромінення:** обговоріть, як опромінення накопичується з часом.
    - **Ймовірність пошкодження клітин:** хоча і низька, але існує ризик пошкодження ДНК клітин іонізуючим випромінюванням.
    - **Ризики для окремих груп населення:** Вагітні жінки та діти більш чутливі до впливу радіації.
4. Заходи безпеки та профілактики
    - **Мінімізація дози:** підкресліть зобов'язання медичного персоналу використовувати мінімальну необхідну дозу.

- **Захисне обладнання:** Поясніть використання щитків, свинцевих фартухів та іншого обладнання для захисту певних частин тіла.
- **Регулярні перевірки обладнання:** Запевніть пацієнта, що обладнання регулярно перевіряється для забезпечення його безпеки та ефективності.

5. Важливість інформованої згоди
   - **Повна інформація:** Переконатися, що пацієнт розуміє переваги та ризики, пов'язані з процедурою.
   - **Свобода вибору:** Пацієнти повинні відчувати себе вільно ставити запитання, висловлювати занепокоєння і приймати поінформовані рішення.

6. Розвіювання побоювань та міфів
   - **Пояснення:** Виправте будь-які хибні уявлення пацієнта про опромінення.
   - **Достовірні посилання:** Направляйте пацієнтів на надійні ресурси, якщо вони хочуть дізнатися більше.

Інформування пацієнта є важливим кроком у забезпеченні розуміння та співпраці. Добре поінформований пацієнт з більшою ймовірністю буде дотримуватися інструкцій, що може призвести до більш ефективних діагностичних або терапевтичних результатів. Приділяючи час поясненням і заспокоєнню, ви зміцнюєте довіру пацієнта до наданої допомоги.

Розділ 17

ДОГЛЯД ЗА ПАЦІЄНТАМИ З ОСОБЛИВИМИ ПОТРЕБАМИ

Радіологія та пацієнти з розладами аутистичного спектру

Ведення пацієнтів з розладами аутистичного спектру (РАС) в радіології ставить перед медичними працівниками унікальні завдання. Ці пацієнти можуть мати специфічні потреби та різноманітні реакції на радіологічне середовище, що вимагає персоналізованого підходу. Однак, за умови належної підготовки та глибокого розуміння особливостей цих пацієнтів, можна забезпечити їм оптимальний досвід.

1. Розуміння спектру аутизму
   - **Визначення та варіативність: Важливо** визнати, що аутизм - це спектр, з широким спектром симптомів і рівнів функціонування.
   - **Сенсорна чутливість:** багато людей з РАС можуть мати підвищену або знижену чутливість до певних подразників, таких як яскраве світло або гучні звуки.
2. Підготовка до видобутку
   - **Зв'язок з опікунами:** Обговоріть з батьками або опікунами, щоб отримати інформацію про особливості пацієнта, його вподобання та потенційні тригери.
   - **Візити перед обстеженням:** якщо можливо, дозвольте пацієнту відвідати радіологічне відділення перед обстеженням, щоб ознайомитися з обстановкою.
   - **Візуальні ресурси:** Використовуйте послідовність зображень або відео, щоб показати пацієнту, чого очікувати під час обстеження.
3. Адаптація середовища
   - **Зменшення подразників:** зменшіть яскраве світло і гучні звуки, які можуть турбувати пацієнта.
   - **Безпечні зони:** створіть тиху, безпечну зону, де пацієнти можуть відпочити перед обстеженням.

- **Відволікаючі засоби:** запропонуйте знайомі предмети або сенсорні іграшки, щоб допомогти пацієнту розслабитися.

4. Належна комунікація
   - **Чітка, конкретна мова:** використовуйте прості речення та уникайте образних виразів.
   - **Візуальні засоби:** доповнюйте словесні пояснення візуальними засобами, такими як малюнки або піктограми.
   - **Перевірте розуміння: переконайтеся, що** пацієнт зрозумів інструкції та очікування.

5. Гнучкість під час іспиту
   - **Виділіть більше часу:** Визнайте, що деяким пацієнтам з РАС може знадобитися більше часу, щоб відчувати себе комфортно і співпрацювати.
   - **Присутність опікуна:** Якщо це допоможе пацієнтові розслабитися, дозвольте родичу або опікуну перебувати поруч під час обстеження.

6. Після обстеження
   - **Позитивний зворотний зв'язок:** Похваліть пацієнта за співпрацю, незважаючи на труднощі, з якими він зіткнувся.
   - **Пропозиції щодо майбутніх візитів: Попросіть** опікунів надати зворотній зв'язок про те, що спрацювало і що можна покращити під час наступних візитів.

Догляд за пацієнтами з РАС в радіології вимагає емпатії, терпіння та адаптивності. Прагнучи забезпечити позитивний досвід і розуміючи унікальні потреби цих пацієнтів, фахівці радіології можуть забезпечити найвищу якість лікування для всіх.

Адаптація процедури для пацієнтів, які страждають на тривожні розлади

Незважаючи на свої незаперечні діагностичні переваги, радіологія може бути джерелом тривоги для багатьох пацієнтів. Для тих, хто вже має тривожні розлади, цей досвід може бути особливо важким. Для медичного працівника адаптація підходу до таких пацієнтів - це не лише питання доброти, але й медичної ефективності. Ось кілька кроків і рекомендацій, які допоможуть вам краще підтримувати таких пацієнтів:

1. Раннє виявлення та комунікація
    - **Історія хвороби:** Під час збору медичної інформації перевірте, чи не було у пацієнта в анамнезі тривожних розладів.
    - **Відкритий діалог:** заохочуйте пацієнтів висловлювати будь-які страхи чи занепокоєння, які вони можуть мати щодо процедури.
2. Підготовка до видобутку
    - **Попередні візити:** надання можливості пацієнтам заздалегідь відвідати радіологічне відділення для ознайомлення з обстановкою.
    - **Освітні ресурси:** Надайте брошури, відео або інші інформаційні матеріали, які детально описують процедуру.
3. Адаптація середовища
    - **Заспокійлива атмосфера:** Використовуйте приглушене освітлення і м'які кольори, а також увімкніть тиху музику, якщо вона підходить пацієнту.
    - **Емоційна підтримка:** якщо це допомагає пацієнтові розслабитися, дозвольте йому мати поруч родича або терапевта.

4. Техніки релаксації

Кероване дихання: заохочуйте пацієнта застосовувати техніки глибокого дихання для розслаблення.

Відволікання: запропонуйте навушники для прослуховування музики або подкасту під час процедури, якщо це можливо.

5. Заспокійлива присутність персоналу

Емпатія: Проявляйте розуміння, активно слухайте і запевняйте пацієнта у професіоналізмі команди.

Чітке інформування: інформуйте пацієнта крок за кроком про те, що відбувається, уникайте сюрпризів.

6. Можливість прийому ліків

Легкі заспокійливі засоби: У випадках дуже високої тривожності обговоріть можливість призначення легкого заспокійливого засобу після консультації з лікарем.

7. Після обстеження

Дебрифінг: знайдіть час, щоб обговорити з пацієнтом пережите, щоб він міг висловити свої почуття.

Зворотній зв'язок для покращення: Запитайте пацієнта, чи є у нього якісь пропозиції щодо того, як зробити цей досвід менш тривожним у майбутньому.

Ведення пацієнтів з тривожними розладами в радіології вимагає підвищеної чутливості до емоційних і психологічних потреб пацієнта. Визнаючи і активно задовольняючи ці потреби, фахівці можуть не тільки покращити досвід пацієнта, але й досягти кращих діагностичних результатів завдяки співпраці з пацієнтом.

Методи управління пацієнти з клаустрофобією

Клаустрофобія - це сильний страх замкненого простору. У радіології це може створювати особливі проблеми під час таких обстежень, як МРТ, коли пацієнт лежить у вузькому апараті. Розуміння та подолання цього страху має важливе значення для забезпечення позитивного досвіду для пацієнта та отримання якісних зображень. Ось деякі методи боротьби з клаустрофобією в радіології:

1. Попередня оцінка
   Опитувальник: включіть питання про клаустрофобію під час збору анамнезу пацієнта. Це допоможе заздалегідь виявити будь-які побоювання.
2. Підготовка та інформація
   Детальне пояснення: детально опишіть процедуру, пояснивши, скільки часу триватиме обстеження, які шуми пацієнт може почути тощо.
   Екскурсія відділенням: Якщо можливо, проведіть для пацієнта екскурсію кабінетом МРТ перед обстеженням, щоб він міг ознайомитися з апаратом і навколишнім середовищем.
3. Адаптація середовища
   Дзеркала: деяке обладнання для МРТ оснащене дзеркалами, які дозволяють пацієнту бачити за межами трубки, створюючи відчуття простору.
   Світло: м'яке освітлення або світло, що змінює колір у трубці, може допомогти розслабитися деяким пацієнтам.
4. Спілкування під час обстеження
   Постійний контакт: Переконайтеся, що пацієнт знає, що він може зв'язатися з техніком у будь-який час. Надайте пацієнту засіб, наприклад,

дзвінок або повітряну кульку, щоб сигналізувати, якщо йому потрібна перерва.

Регулярне інформування: регулярно інформуйте пацієнта про час, що залишився до обстеження.

5. Техніки релаксації

Дихання: Заохочуйте пацієнта практикувати глибоке дихання, щоб зменшити тривогу.

Музика або керована медитація: використання навушників для прослуховування спокійної музики або керованої медитації може допомогти відволіктися і заспокоїти пацієнта.

6. Вживання седативних препаратів

Якщо методів релаксації недостатньо, обговоріть з лікарем можливість призначення легкого заспокійливого.

7. Альтернативи традиційній МРТ

Відкрита МРТ: якщо у вашому закладі є така можливість, запропонуйте обстеження за допомогою відкритої МРТ, яка є менш обмеженою.

8. Підтримка

Заспокійлива присутність: Деяким пацієнтам може допомогти присутність близької людини під час обстеження (якщо це не впливає на якість зображень).

Робота з клаустрофобією в радіології вимагає терпіння, емпатії та адаптивності. Приділяючи час розумінню потреб пацієнта та використовуючи відповідні методики, можна створити більш комфортні умови для пацієнта, забезпечуючи при цьому якісні зображення для діагностики.

Розділ 18

НОВІ ТЕХНОЛОГІЇ І МАЙБУТНЄ РАДІОЛОГІЇ

Погляд на потенційний розвиток подій медична візуалізація

Медична візуалізація пройшла дивовижний шлях з моменту відкриття рентгенівських променів у 1895 році. Знаходячись на перетині технологій і медицини, ця галузь продовжує розвиватися, підвищуючи точність діагностики, комфорт пацієнтів і покращуючи робочий процес медичних працівників. Давайте подивимося на тенденції та інновації, які можуть сформувати майбутнє медичної візуалізації.

1. Штучний інтелект (ШІ) та машинне навчання
   - **Аналіз та інтерпретація:** ШІ може допомогти виявити тонкі аномалії, часто невидимі для людського ока, роблячи діагнози більш точними.
   - **Оптимізація протоколів візуалізації:** ШІ може регулювати параметри обладнання в режимі реального часу для отримання найкращих зображень.
2. Гібридна візуалізація
   - Поєднання методів візуалізації, таких як ПЕТ-МРТ або ПЕТ-КТ, для отримання додаткової інформації, покращення діагностики та планування терапії.
3. 3D-зображення та доповнена реальність
   - Хірурги можуть використовувати інтерактивні тривимірні зображення для планування та моделювання складних хірургічних процедур.
4. Радіоміка :
   - Радіоміка має на меті виокремити велику кількість характеристик з медичних зображень, прокладаючи шлях до більш детального аналізу пухлин та патологій.
5. Досягнення на противагу
   - Розробка нових, більш безпечних і специфічних контрастних засобів для різних патологій.

6. Молекулярна візуалізація :
    Візуалізація біохімічних процесів на молекулярному рівні, що пропонує потенціал для раннього виявлення захворювань.
7. Більше екологічно відповідального обладнання :
    Проектування обладнання, яке використовує менше радіації або шкідливих хімічних речовин, відповідно до зелених ініціатив.
8. Портативність і телерадіологія :
    З технологічним прогресом візуалізація може стати більш мобільною, уможливлюючи дистанційну діагностику і пропонуючи рішення для віддалених або недостатньо обладнаних регіонів.
9. Безпроменева візуалізація :
    Дослідження методів візуалізації, які не використовують радіацію, таких як певні форми ультразвуку або МРТ.
10. Занурення в тренінг :
    Використання віртуальної та доповненої реальності для навчання фахівців з візуалізації, занурюючи їх у віртуальні сценарії для поглибленого навчання.

Потенційний розвиток медичної візуалізації обіцяє революціонізувати способи діагностики, лікування та управління захворюваннями. Інтегруючи новітні технології та ставлячи пацієнта в центр кожної інновації, майбутнє медичної візуалізації виглядає захоплюючим і багатообіцяючим, з постійним вдосконаленням догляду за пацієнтами.

Вплив штучного інтелекту та робототехніки

Поява штучного інтелекту (ШІ) та робототехніки в галузі радіології можна порівняти з появою рентгенівських променів на початку 20-го століття. Ці технології докорінно змінюють те, як ми сприймаємо, аналізуємо та використовуємо медичні зображення. Давайте подивимось, як вони впливають на професію, пацієнтів та якість лікування.

1. Покращена діагностика :
    - **Раннє виявлення:** ШІ може виявляти аномалії з вражаючою точністю, іноді навіть до того, як вони стають видимими для людського ока. Це дає змогу втрутитися на ранній стадії та покращити прогноз.
    - **Зменшення помилок:** ШІ пропонує другу думку, мінімізуючи помилки інтерпретації та уникаючи помилкових або пропущених діагнозів.
2. Оптимізований робочий процес :
    - **Автоматизація рутинних завдань: ШІ** може взяти на себе повторювані завдання, такі як сегментація зображень або анотації, звільняючи час персоналу.
    - **Пріоритетність ургентних випадків: ШІ** може сортувати обстеження за ступенем важкості, гарантуючи, що випадки, які потребують негайної уваги, розглядаються як пріоритетні.
3. Робототехніка в інтервенційній радіології :
    - Роботи можуть допомагати радіологам у проведенні інвазивних процедур, підвищуючи точність, скорочуючи час процедури та мінімізуючи опромінення персоналу.
4. Персоналізований догляд :
    - ШІ може аналізувати тисячі зображень, щоб визначити найкращі способи та параметри візуалізації для конкретного пацієнта.
5. Посилений радіаційний захист:
    - Завдяки ШІ можна отримувати високоякісні зображення з меншими дозами опромінення, тим самим знижуючи ризики для пацієнтів.

6. Навчання та освіта :
   Системи штучного інтелекту можна використовувати як навчальні інструменти для студентів-радіологів, надаючи їм зворотний зв'язок у режимі реального часу і допомагаючи в безперервній освіті професіоналів.
7. Дистанційна допомога :
   Поєднання телерадіології та штучного інтелекту дозволяє радіологам ставити точні діагнози навіть на відстані, що особливо корисно для віддалених або недостатньо обладнаних регіонів.
8. Передбачення етичних викликів :
   Зважаючи на дедалі ширше впровадження ШІ, важливо встановити етичні норми для забезпечення конфіденційності пацієнтів, прозорості рішень і відсутності упередженості в алгоритмах.

Хоча штучний інтелект і робототехніка в радіології відкривають захоплюючі перспективи, важливо пам'ятати, що вони доповнюють, а не замінюють роль радіолога. Людський досвід, співчуття і клінічне судження залишаються в основі професії. Однак з цими інструментами радіологи мають більше можливостей для надання якісної, точної та персоналізованої допомоги своїм пацієнтам.

Етичні міркування про майбутні інновації

Радіологія, що знаходиться на перетині технологій і медицини, постійно розвивається. Кожне нове досягнення відкриває захоплюючі перспективи для покращення діагностики та лікування. Однак ці інновації не позбавлені етичних проблем. Давайте заглибимося в ці виклики і подумаємо про те, як найкраще в них орієнтуватися.

1. Штучний інтелект (ШІ): друг чи ворог?
   - **Надійність ШІ:** як ми можемо гарантувати, що рішення, прийняті ШІ, є правильними? Сліпа довіра до технологій може призвести до медичних помилок.
   - **Освіта та навчання:** Якщо молоді радіологи занадто покладаються на ШІ, чи існує ризик того, що вони не зможуть повністю розвинути свої діагностичні навички?
2. Конфіденційність у цифрову епоху :
   - **Захист даних :** Оскільки все більше даних пацієнтів потрапляє в Інтернет, як ми можемо гарантувати їхню безпеку?
   - **Згода пацієнта:** Чи достатньо поінформовані пацієнти про те, як використовуються їхні дані, особливо в дослідженнях?
3. Доступність нових технологій :
   - **Нерівність у наданні медичної допомоги:** чи всі заклади охорони здоров'я можуть дозволити собі найновіші інновації? Чи існує ризик збільшення розриву між добре оснащеними центрами та іншими, особливо в менш розвинених регіонах?
4. Автономія пацієнта та "право не знати" :
   - Завдяки зростаючій точності методів візуалізації ми можемо виявити відхилення, які не мають відношення до поточної медичної проблеми пацієнта. Коли і як слід інформувати пацієнтів про ці "випадкові знахідки"?
5. Робототехніка та дегуманізація догляду :
   - Якщо роботи відіграють все більшу роль у процедурах, як можна зберегти людський та емпатичний аспект догляду? Чи існує ризик, що стосунки між лікарем і пацієнтом будуть змінені?

6. Генетична еволюція та візуалізація :
   Нові методи візуалізації можуть з часом надати інформацію про генетичну схильність до певних захворювань. Чи виникають у зв'язку з цим етичні питання щодо конфіденційності та дискримінації?
7. Етичні наслідки дослідження :
   Як ми можемо гарантувати, що клінічні випробування з використанням нових методів візуалізації проводяться етично, особливо у вразливих групах населення?

Інновації в радіології, хоч і є надзвичайно корисними, піднімають багато етичних питань. Щоб забезпечити пацієнтоорієнтоване лікування, дуже важливо, щоб фахівці в галузі радіології зберігали пильність, регулярно отримували інформацію і брали участь в етичному діалозі з цих питань. Етика повинна йти пліч-о-пліч з технологіями, гарантуючи, що кожен прогрес робиться в найкращих інтересах пацієнта.

Розділ 19

ПРОФЕСІЙНИЙ РОЗВИТОК

Йти в ногу з часом: Важливість безперервного навчання

У динамічній і технологічно розвиненій медичній галузі радіології статус-кво не є прийнятним варіантом. Медичні працівники, в тому числі радіологічні медсестри, знаходяться на вістрі постійно розвиваючих відкриттів, інновацій та методологій. Ось чому безперервна освіта не тільки бажана, але й необхідна. Пропонуємо вам поглиблений погляд на її важливість.

1. Технологія, що постійно розвивається
Одним з найбільш вражаючих аспектів радіології є швидкий темп технологічного прогресу. Від більш точних апаратів для отримання зображень до складного програмного забезпечення для аналізу та інтеграції штучного інтелекту - йти в ногу з часом вкрай важливо. Безперервна освіта забезпечує професіоналів навичками, необхідними для оволодіння цими інструментами.

2. Покращення якості медичної допомоги
Маючи більше знань і поглиблену підготовку, медсестри можуть надавати якіснішу допомогу. Розуміння нюансів нових методик або найкращих практик може означати різницю між точним діагнозом і потенційною помилкою.

3. Зменшення ризиків
Радіологія, хоч і є неймовірно корисною, але пов'язана з ризиками, особливо з точки зору впливу радіації. Постійне навчання дає можливість фахівцям зрозуміти ці ризики та навчитися найкращим методам їх мінімізації.

4. Професійний розвиток
У конкурентному середовищі дуже важливо виділятися. Медсестри, які інвестують у свою безперервну освіту, демонструють відданість своїй професії, що може відкрити двері до нових можливостей або спеціалізацій.

5. Виконання регуляторних вимог
У багатьох країнах і регіонах існують специфічні вимоги до безперервної освіти медичних працівників. Якщо ви хочете зберегти свою ліцензію або сертифікат, важливо бути в курсі цих вимог.

6. Зобов'язання перед пацієнтом
Пацієнти очікують на найвищу якість обслуговування. Інвестуючи в безперервну освіту, медсестри демонструють свою прихильність до надання виняткової допомоги, тим самим підвищуючи довіру пацієнтів.

7. Адаптивність до мінливих потреб пацієнта
Зі зміною хвороб і станів змінюються і способи їх діагностики та лікування. Безперервна освіта готує медсестер до адаптації до цих змін, забезпечуючи оптимальний догляд за пацієнтами.

Безперервна освіта в радіології - це не розкіш, а необхідність. Вона втілює прагнення професіонала до досконалості, оновлення та надання найкращої медичної допомоги. У світі, де технології і методи швидко розвиваються, йти в ногу з часом - це ключ до успіху і досконалості в охороні здоров'я.

Спеціалізація та сертифікація в радіології

Радіологія - це широка галузь з цілою низкою спеціальностей, які дозволяють медсестрам і технологам зосередитися на конкретних напрямках. Хоча всі фахівці радіології мають спільний набір основних навичок, спеціалізація може поглибити знання в конкретних сферах, підвищити якість лікування і відкрити двері до нових можливостей. Сертифікація часто є гарантією такого досвіду.

1. Навіщо спеціалізуватися?
    - **Поглиблений досвід:** спеціалізація дозволяє розвинути передові навички в певній галузі радіології, наприклад, МРТ, мамографії або інтервенційної радіології.
    - **Кар'єрні можливості:** спеціалізація може призвести до керівних ролей, викладацької роботи або досліджень у певних галузях.
    - **Професійне задоволення:** оволодіння певною підгалуззю може принести глибоке задоволення, сприяючи розвитку професії.
2. Поточні напрямки спеціалізації
    - **Інтервенційна радіологія:** дисципліна, заснована на використанні зображень для керівництва мінімально інвазивними медичними процедурами.
    - **Мамографія:** зосереджується на візуалізації молочної залози для виявлення раку та інших патологій.
    - **Педіатрична візуалізація:** радіологія, спеціально адаптована до потреб дітей.
    - **Нейрорадіологія:** візуалізація нервової системи, включаючи головний і спинний мозок та нерви.

- **Радіологія опорно-рухового апарату:** зосередьтеся на кістках, суглобах і пов'язаних з ними м'яких тканинах.
3. Процес сертифікації
   - **Підвищення** кваліфікації: Перед тим, як отримати сертифікат, часто необхідно пройти додаткове навчання у формі курсів, семінарів або програм резидентури.
   - **Іспит:** Сертифікація, як правило, вимагає складання іспиту, специфічного для галузі спеціалізації.
   - **Поновлення:** Як і у випадку з більшістю професійних кваліфікацій, може знадобитися регулярне поновлення сертифікації, що часто передбачає безперервне навчання.
4. Важливість сертифікації
   - **Професійне визнання:** сертифікація є гарантією компетентності в певній галузі і часто вимагається роботодавцями.
   - **Покращена якість догляду:** сертифікація гарантує, що фахівець володіє знаннями та навичками, необхідними для надання високоякісного догляду.
   - **Прихильність до професії:** прагнення до сертифікації демонструє прихильність до досконалості в галузі радіології.

Спеціалізація та отримання сертифікації в радіології - це кроки, які дозволяють медсестрам і технологам виділятися у своїй галузі, пропонувати винятковий догляд і професійно розвиватися. У медичному секторі, що постійно розвивається, прагнення до досконалості завжди є пріоритетом.

Самопочуття та управління стресом : Турбота про себе піклуватися про інших

Медична сфера з її вимогливим характером і часто обтяжливими обов'язками може чинити значний тиск на медичних працівників. Для медичних сестер радіології, де точність, терпіння і співчуття мають важливе значення, особисте благополуччя є не просто розкішшю, а необхідністю. У цьому розділі ми заглиблюємося у важливість піклування про себе, щоб мати змогу піклуватися про інших.

1. Розпізнавання вигорання та стресу, пов'язаного з роботою
    - **Симптоми вигорання:** емоційне виснаження, цинізм, відчуття неефективності та фізичні симптоми, такі як втома, розлади сну та головний біль.
    - **Фактори ризику:** довгий робочий день, брак підтримки, тиск, пов'язаний з постановкою точних діагнозів, постійна потреба співпереживати пацієнтам.
2. Важливість балансу між роботою та особистим життям
    - **Визначення:** Баланс між роботою та особистим життям - це здатність розподіляти свій час і ресурси між професійними та особистими обов'язками.
    - **Наслідки відсутності балансу:** виснаження, напружені особисті стосунки, зниження якості догляду та ризики для здоров'я.
3. Стратегії управління стресом
    - **Техніки релаксації:** медитація, йога, техніки глибокого дихання та візуалізація.

- **Проводити якісний час:** цінувати перерви, відпустки, проводити час з коханими та насолоджуватися хобі.
- **Встановлювати ліміти:** Говорити "ні", делегувати завдання та робити регулярні перерви.

4. Важливість фізичного здоров'я
   - **Збалансоване харчування:** їжте різноманітну їжу, уникайте надмірностей і пийте достатньо води.
   - **Фізична активність:** включіть фізичні вправи у свій розпорядок дня, будь то швидка ходьба, біг підтюпцем, танці або будь-яка інша активність, яка змушує вас рухатися.
   - **Сон:** цінувати якісний сон, підтримувати регулярний графік сну та створювати середовище, сприятливе для відпочинку.

5. Психічне та емоційне здоров'я
   - **Соціальна підтримка:** Поділіться своїми проблемами з колегами, друзями чи родиною і не соромтеся звертатися за професійною допомогою.
   - **Хобі та захоплення:** знайдіть заняття, які розслаблюють і захоплюють, будь то читання, мистецтво, музика або кулінарія.
   - **Тренінг життєстійкості:** розвиток здатності виходити зі складних ситуацій, використовуючи техніки управління стресом і позитивний погляд на речі.

Турбота про себе - це не егоїстичний вчинок, а необхідність для тих, хто знаходиться на передовій лінії догляду за пацієнтами. Цінуючи добробут і управління стресом, радіологічні медсестри можуть не тільки покращити якість свого життя, але й якість догляду, який вони надають. Зрештою, добре відпочила, врівноважена і щаслива медсестра - це ефективна медсестра.

Висновок

Останні думки: Вплив радіологічної медсестри

Досліджуючи багатогранність ролі радіологічної медсестри, ви швидко зрозумієте, що це не просто технічна професія. Це покликання, яке вимагає як майстерності, так і співчуття, точності й терпіння. У цій заключній главі ми прагнемо висвітлити глибокий вплив, який ці медичні працівники мають не лише на медицину, але й на життя кожного пацієнта, з яким вони стикаються.

1. Більше, ніж просто техніка
Медична сестра в радіології - це сполучна ланка між медичними технологіями та пацієнтом. Вона не просто укладає пацієнта або вводить контрастну речовину. Вона також заспокоює, вислуховує і скеровує. Її здатність поєднувати технічні знання з людським дотиком має вирішальне значення.

2. Тривалий вплив на пацієнтів
Зображення може поставити діагноз, але лікує людина, яка доглядає за пацієнтом. Пацієнти часто пам'ятають апарат менше, ніж медсестру, яка підтримувала їх під час процедури. Момент співчуття, заспокійливий обмін думками, міцне тримання руки можуть залишити незабутнє враження.

3. Ключова роль у мультидисциплінарній команді
У клініці чи лікарні радіологічна медсестра часто є сполучною ланкою між кількома спеціалістами. Вони працюють з радіологами, технологами, лікарями-спеціалістами та іншими фахівцями, щоб гарантувати, що пацієнти отримують комплексну допомогу. Їх універсальність і вміння ефективно спілкуватися мають важливе значення для успіху лікувального процесу.

4. Постійний розвиток професії
В епоху цифрових технологій і штучного інтелекту сфера радіології постійно розвивається. Радіологічні медсестри не просто набувають навичок, вони продовжують адаптуватися, вчитися і розвиватися. Її відданість безперервній освіті свідчить про її прагнення до професійної досконалості.

5. Спадщина людства у світі технологій
Технології можуть розвиватися, але фундаментальні потреби людини - бути вислуханою, зрозумілою, заспокоєною - залишаються незмінними. Медична сестра в радіології, незважаючи на технічний прогрес, залишається гострим нагадуванням про те, що медицина, в своїй основі, є мистецтвом людяності.

Розмірковуючи про вплив радіологічної медсестри, ми усвідомлюємо, що кожен жест, кожне слово, кожна дія має вагу. У цій книзі ми спробували висвітлити всю глибину і складність цієї професії, але, зрештою, суть професії полягає в тих нематеріальних моментах людяності. Це заклик до кожної радіологічної медсестри повністю усвідомити свою роль, адже вони формують не лише майбутнє медицини, але й серця та розум тих, кому вони служать.

Додаткові ресурси :
Де дізнатися більше

Поринути у світ радіології - це означає розпочати подорож безперервного навчання. Щоб допомогти нашим читачам орієнтуватися у величезному океані інформації, ми склали список основних ресурсів, які допоможуть вам поглибити і розширити уявлення про теми, висвітлені в цій книзі.

1. Книги та спеціалізовані видання
    - **"Основи радіографічної фізики та візуалізації"** Джеймса Джонстона та Террі Л. Фаубера: вичерпна книга з основ радіології.
    - **"Медсестринство в радіології: сфера застосування та стандарти практики"**: важливий посібник для медсестер радіології.
    - **"Journal of Radiology Nursing"**: спеціалізований академічний журнал, що висвітлює останні дослідження та найкращі практики.
2. Веб-сайти та освітні платформи
    - **RadiologyInfo.org**: Цей сайт, яким керують Американський коледж радіології (ACR) і Радіологічне товариство Північної Америки (RSNA), пропонує безліч інформації для пацієнтів і фахівців.
    - **AuntMinnie.com**: Портал новин та безперервної освіти для професіоналів радіології.
    - **RSNA.org**: офіційний веб-сайт Радіологічного товариства Північної Америки пропонує освітні ресурси, новини та інформацію про майбутні події.
3. Організації та асоціації
    - **Американський коледж радіології (ACR)**: велика організація, що пропонує сертифікацію, навчання та ресурси для професіоналів.
    - **Асоціація медсестер радіології та візуалізації (ARIN)**: Присвячена медсестрам радіології, вона пропонує навчання, сертифікацію та можливості для налагодження контактів.
4. Конференції та семінари
    - **Щорічна зустріч RSNA**: обов'язкова для відвідування подія для професіоналів радіології, на якій представлені останні технологічні досягнення, освітні сесії та можливості для налагодження зв'язків.
    - **Європейський конгрес радіологів (ECR)**: захід, подібний до RSNA, але зосереджений на Європі.

5. Онлайн-курси та вебінари
   Radiopaedia.org: безкоштовний навчальний онлайн-ресурс з радіології з курсами, вікторинами та статтями.
   Coursera та edX: Ці навчальні онлайн-платформи пропонують курси з радіології, розроблені провідними університетами та установами.
6. Подкасти та відео
   Radioology Firing Line (RFL): подкаст з інтерв'ю з експертами та лідерами думок у галузі радіології.
   Канал радіології на YouTube: навчальні відео, демонстрації та інтерв'ю, які доповнять ваше навчання.

У такій галузі, як радіологія, яка постійно розвивається, дуже важливо бути в курсі останніх подій та бути поінформованим. Ми сподіваємося, що ці ресурси стануть для вас трампліном для розширення ваших знань і збагачення вашої кар'єри.

Подяки : Люди, які роблять нашу роботу можливою

Написання цієї книги було нелегкою справою, а шлях до неї був прокладений завдяки безцінному досвіду, навчанню та співпраці. За сторінками цієї книги - безліч людей, чия підтримка, наполегливість і внесок зробили цю пригоду можливою. Настав час висловити їм усім свою вдячність.

Моїм наставникам
Величезна подяка радіологам і медичним працівникам, які провели мене через тонкощі радіології та поділилися своєю клінічною мудрістю. Ваша пристрасть до професії надихала мене на кожному кроці.

Усім медсестрам радіології
Кожен відгук, кожна історія, якою ви поділилися, була цеглинкою у створенні цієї книги. Ваша відданість благополуччю пацієнтів - це серце нашої професії, що б'ється. Ваші анекдоти та досвід допомогли втілити цей текст у життя.

Редакційній команді
Дякую вам за безмежне терпіння, конструктивні зауваження та вміння перетворювати мої слова на легку і доступну оповідь. Без вас ця книга була б нічим іншим, як збіркою розрізнених нотаток.

Пацієнтам
За вашу довіру та сміливість, за кожне запитання, яке ви ставите, за кожну усмішку, яку ви розділяєте, за кожну сльозу, яку ви проливаєте, я безмежно вдячна вам. Ви - щоденне нагадування про те, чому ми робимо те, що робимо.

Моїй родині та друзям
За вашу непохитну підтримку, за те, що були моїм рятівним колом у важкі часи, за те, що святкували кожну маленьку перемогу, я завдячую вам усім. Ваша любов і заохочення допомогли мені пройти через це.

Вам, дорогі читачі
Насамкінець, дякую за те, що ви тримаєте цю книгу в руках. Незалежно від того, чи ви допитливий новачок, чи ветеран галузі, я сподіваюся, що ви знайдете цей посібник корисним і збагатите своє розуміння радіології. Ваше прагнення до знань є сенсом існування цієї книги.

Радіологія, як і всі медичні галузі, - це командна робота. Ця робота є відображенням цієї співпраці. Усім, хто перетинав мій шлях і зробив цю подорож незабутньою, від щирого серця дякую.

www.ingramcontent.com/pod-product-compliance
Lightning Source LLC
Chambersburg PA
CBHW071921210526
45479CB00002B/501